榊原洋一
Yoichi Sakakihara

子どもの発達障害
誤診の危機

ポプラ新書
185

はじめに
――「発達障害」の現場で今、起きていること

私は半世紀にわたり発達障害を研究し、たくさんの子どもたちを診察してきました。25年前に出版社からの依頼で初めて「発達障害」をテーマに執筆した時、専門書以外に類書はほとんどありませんでした。近年、テレビや新聞などを通じて、今までにないほど、一般の方にも発達障害への認知・理解が広がっていることを実感しています。

一方、発達障害への認知・理解が広がるほど、正しいものと、必ずしもそうではないものが混在し、頭を抱えたくなるようなこともあります。

本書を執筆した動機も、そこにあります。

一般的には、「発達障害」とは、注意欠陥多動性障害、自閉症スペクトラム障害、学習障害を総称した名称のことです。この3つはそれぞれ別の症状を示し、それぞれに適した処置があるのですが、そのことは、実はあまり知られていません。

医療現場でも、日々医学的発見があり、認識が新たになっていますが、そのことによる一般社会との認知のずれ、当事者の困惑があります。

また、多くの方はご存知ないかもしれませんが、**発達障害の診断は、脳波やCT、医療的検査ではなく、医師の診察によります。医師の医療方針によっては、見解が異なることがあるのです。**

本書では、発達障害にまつわる誤解、あまり知られていない真実についてお伝えしたいと思っていますが、**なかでも最も伝えたいことは、医療現場で起きている発達障害の誤診・過剰診断についてです。**

発達障害が広く知られるほど、受診者が増え、これまで取り残されていた当事者が診察を受ける機会を得たのはよいことですが、現場では、発達障害とは言い切れない子どもへの過剰な診断が多く見られます。

この半年の間に私が経験した自閉症スペクトラム障害の誤診・過剰診断の例を紹介します。個人情報保護のために、年齢や症状を少しだけ変えてありますが、重要なポイントはそのままです。

地元の発達障害専門のクリニックで「重度自閉症」と診断された8歳男児のケースです。

受診の理由はセカンドオピニオンを聞きたいとのことでした。当の8歳の男児は、ちょっとふてくされた表情で母親を見ていました。母親の話を聞く前に、本人にいくつか質問をしました。保護者の受診理由や、それまでに受診した医師の診断書や心理テストの結果によって先入観を持たないようにする、私の診療スタイルです。

私「学校は楽しい?」　男児「うん、楽しい」

私「先生に叱《しか》られることない？」　男児「あまり叱られることない」
私「お勉強の成績はどうなの？」　男児「勉強は普通」
私「好きな科目は？」　男児「全部好き。95点取ったこともある」
私「友人はいるの？」　男児「いる。5人以上」
私「好きな遊びはなに？」　男児「鬼ごっこ」
私「じゃあ、走るの速いんだ」　母親「800メートル走が速いんです」

ここで、私は母親に受診の理由を聞きました。母親は、診断書を取り出し私に渡しました。そこには「重度自閉症」と書かれていました。

私は当惑しながら、「どうして（診断書を作成したクリニックを）受診したのですか？」と聞きました。

しりとり遊びをしていた友達を馬鹿にした結果、その子が不登校になったこと、登校班で一緒に通う子どもと喧嘩になり、その子を押し倒してしまったことなどが重なったため、学校から発達障害かもしれないので受診するように言われた、とのことでした。

私が当惑した理由は、そもそも成績が普通で、友達と鬼ごっこやしりとり遊びができ、私の質問に的確な答えを返してくるこの男児に「重度自閉症」という診断書を出す医師、それも発達障害専門をうたっている医師がいる、ということです。その医師がどのようなアセスメント（診療、査定）や心理テストをしたか、ということは、この男児の場合には関係ありません。

小学校の通常の学級に通い、普通の成績をおさめ、さらに褒められることではないにせよ、口喧嘩で友人をやり込めることのできる子どもに、重度自閉症という診断をすることの医学的な矛盾に気がついていない医師がいる、ということに私はびっくりしてしまいました。もちろん、医師は誤診をすることがあります。いわゆるグレーゾーンに入る自閉症などの診断は専門医にも難しく、結果として誤診することはあり得るでしょう。

しかし、この男児を重度自閉症とすることは、血糖値が高くないのに糖尿病の診断をするのに匹敵する誤診だと思います。発達障害の専門医であるならば、重度自閉症といえば、まず言葉によるコミュニケーションがほとんどできない状態の子どもを想起するのが普通なのです。

その後、母親に男児が保育園に通っていたころの行動の特徴について思い出してもらいました。保育園では落ち着きがなく、日常生活のルーチンができない子どもだったそうです。重度自閉症というよりはむしろ、注意欠陥多動性障害を思わせる特徴であったために、母親と現在担任の教師に、注意欠陥多動性障害のスクリーニングで使用されるチェックリストをつけてもらいました。その結果、特に学校での行動で注意欠陥多動性障害を疑わせる結果でした。

普通学級に通う、成績が中ぐらいの小学生が、友達に乱暴をしたことで発達障害を疑われ、地元の発達障害の専門医から「重度自閉症」という診断をつけられて、セカンドオピニオンを求めて私の外来を受診したという事実に発達障害の診療の医学的水準に危機が迫っていることを実感しました。現在の日本の教育体制の中で、重度の自閉症の子どもが通常学級に通い、普通の成績を取るということはまずあり得ないのです。そのことに気がつかない医師がいることは極めて憂うべき事態です。

発達障害にまつわる予期せぬ事態は、これだけではありません。

発達障害という名前が定着してゆくと同時に、世間では発達障害という名称が誤って理解されていることに気づきました。

最初に気づいたのは、2000年ごろ、障害をテーマとした公共放送の番組を見ていた時でした。世の中の障害に対する偏見を解消しようとする番組で、様々な障害をカミングアウトした出演者が、胸に自分の障害名を書いた名札をつけていました。名札に書かれた「脳性麻痺」「学習障害」などの診断名に混じって「発達障害」という名札がありました。私は絶句しました。発達障害は脳性麻痺などとは違い、診断名ではないのです。公共放送のディレクターが、そのことを知らなかったのでしょう。その後も発達障害をあたかも一つの診断名のように扱っているテレビや雑誌を多数目にしました。

発達障害という名称が一般的に知られるようになったのは、2002年の文部科学省の調査でした。3つの発達障害の類型である注意欠陥多動性障害、自閉症スペクトラム障害、学習障害のいずれかの症状（行動特徴）を有する子どもが、通常の学級に在籍する児童生徒の6・3％にもなるという結果が出たのです。報道でも大きく取り上げられ、この結果は、社会全体、特に教育界に衝撃をもたらしました。

これを受け2006年には、特別支援教育という教育体制の急速な整備が推し進められ、特別支援教育体制が急いで実質化されました。それと呼応するかのように、国連における障害者の権利条約が国会で批准され、従来の障害者だけでなく発達障害を有する子どもたちがインクルーシブ教育を受けることになりました。ところが、日本のインクルーシブ教育は、障害を理由に、通常学級から子どもが排除されてしまうインクルーシブの真の理念からほど遠いものでした。

また、近年新しく知られるようになったこともあります。

これまで主に子どもの障害であると考えられていた注意欠陥多動性障害が、大人にも見られることがわかったのです。また、圧倒的に男児に多いと見なされていたことも誤りであったことが明らかになりました。

男児に多いと思われてきた第一の理由は、そもそも注意欠陥多動性障害の症状に大きな男女差があり、女性の注意欠陥多動性障害は見逃されてきたことがわかったのです。気づかれず、診断されず、そして当然のことながら治療されずに生きてきた成人女性で、対人関係の構築や、日常生活の困難により、うつや不安障害などの二次障害に悩む人が大勢いるのです。


発達障害とは直接関係のない、ある特殊な才能が、発達障害と誤診されていたケースがあることも近年明らかになりました。

発達障害、特に自閉症スペクトラム障害との関連で語られる特殊な才能には、サバン症候群があります。一度聴いただけで曲の演奏ができるとか、過去未来のある年月日が何曜日であったか一瞬で答えることができるといった一種の特別な能力を持っている人のことです。しかし、映画などの題材となり、よく知られるサバン症候群のことではなく、実は、一般的にはギフティドと言われる特に知能指数（ＩＱ）が非常に高い子ども（や大人）が、往々にして自閉症スペクトラム障害や注意欠陥多動性障害といった発達障害と誤診されることが多いということがわかってきたのです。アメリカではギフティド児（者）に関する社会的認知が進んでいますが、そのアメリカにおいてさえ、発達障害と誤診されることが多かったのです。私の外来にも、ギフティド児で発達障害と誤診されたと思われるお子さんが近年、増えてきています。

こうした予期せぬ事態は私の診療に大きなインパクトを与えています。医学的判断に基づいて、単純に診断し治療するだけでは、子ども本人とご家族の要望に沿うことができなくなってきているのです。これまでは、発達障害とその医学的な意味について、講演や取材を通して伝えてきたつもりでした。

しかし、それとともに、発達障害に関わる医療や心理、教育職の専門家に対しても、日本の発達障害への理解と対応について「なにか変だよ」と警鐘を鳴らさなくてはならない状況になっていると感じています。

本書は、こうした日本の発達障害の臨床とそれを取り巻く様々な誤解を広く訴えたい気持ちで書きました。なによりも、臨床の場で出会う、誤診や過剰診断で苦しむ子どもたち、そのご家族、また、学校や社会で当事者と関わるすべての方に、今発達障害をとりまく現場で起きていることを知ってもらいたいと、切に願います。

子どもの発達障害　誤診の危機／目次

第3章　過剰検査と過剰診断　55

第1章

「発達障害」という診断名はない

発達障害という言葉を使う時の注意

はじめに、でも述べましたが、「発達障害」という診断名はありません。しかし、社会全体に「発達障害」という名称を、あたかも一つの診断名であるかのように捉える誤解が広がっているように思います。

テレビの例を挙げましたが、これ以外でも、発達障害を一つの診断名として取り扱っている事例をよく見聞きします。

本書をお読みの皆さんの中には、「えっ、発達障害って診断名ではないの？」と思われた方もいるかもしれません。そうです、発達障害は診断名ではありません。結論から言うと、発達障害は、「注意欠陥多動性障害」「自閉症スペクトラム障害」「学習障害」とそれに類する状態のことを示す、「総称」です。このことは現在の日本の発達障害への支援について法的に規定した発達障害者支援法の中にも反映されています。同法2条1項には、「(「発達障害」とは) 自閉症、アスペルガー症候群その他の広汎性発達障害、学習障害、注意欠陥多動性障害その他のこれに類する脳機能の障害であってその症状が通常低年齢において発現するものとして政令で定められるもの」と規定されています。アスペルガー症候群と広汎性発達障害は、現在では自閉症とともに、自閉症スペクトラム障害にまとめられていますので、発達障害に含まれるのは基本的に、注意欠陥多動性障害、自閉症スペクトラム障害、学習障害の3つの障害ということになります。なおそれに、これに類する脳機能の障害として発達性協調運動障害を加えることもあります。

発達障害を一つの診断名とすることの問題点は、たとえると次のようになります。

医学的疾患には、個々の疾患の診断名と、いくつかの疾患をひとまとめにした総称があります。例えば、胃炎、胃潰瘍、胃がん、大腸がん、食中毒はすべて「消化器疾患」あるいは「胃腸病」と総称されます。大きな病院では、専門科はこの総称に従って分類されています。消化器疾患の多くに共通する特徴と症状があります。例えば「腹痛」「下痢」「吐き気」などです。消化器の専門医は、そうしたよく見られる症状から、どこが悪いのか診断し、その原因に効果のある治療を行います。しかし、同じ消化器の病気で、症状は似ていても、原因が異なれば当然のことながら治療法が違ってきます。胃炎も十二指腸潰瘍も腹痛という共通の症状がありますが、治療法はまったく違います。医師は患者から「消化器疾患なので、治療をよろしくお願いします」と言われても、治療を始めることはできません。胃炎なのか、十二指腸潰瘍なのか、あるいは胃がんなのか、きちんと診断をしないと治療は行えないのです。

発達障害という総称を、診断名として扱うことの問題は、上記の消化器疾患を一つの診断名として扱うことと同じところにあるのです。発達障害に含まれる注意欠陥多動性障害と、自閉症スペクトラム障害、学習障害はまったく別の独立した障害であり、対応、治療の方法が異なるのです。

なぜ、発達障害に対する誤った理解が広まったのか

なぜ、一般的にこのような誤った理解が広まってしまったのでしょうか。私

発達障害の概念図

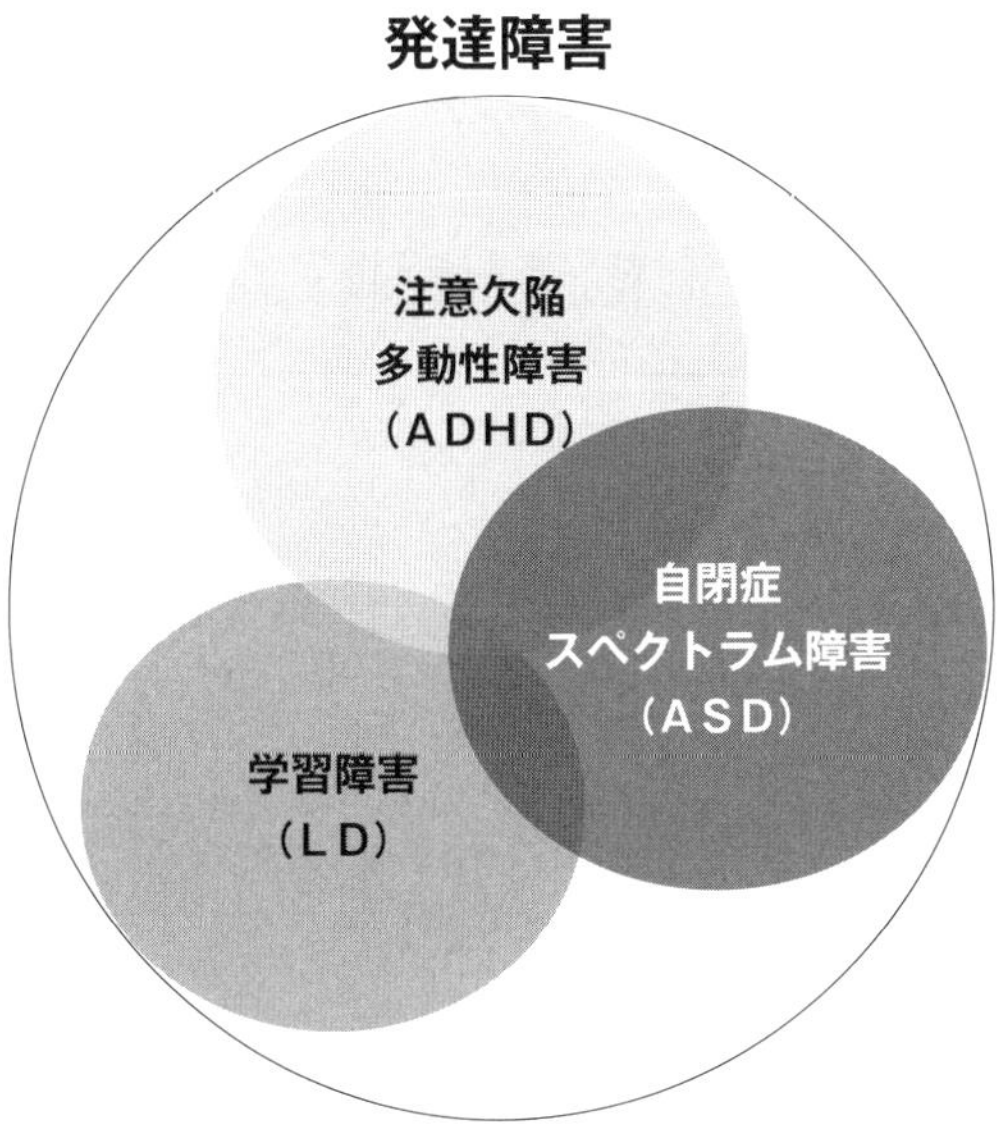

発達障害という名称はなく、注意欠陥多動性障害（ＡＤＨＤ）、学習障害（ＬＤ）、自閉症スペクトラム障害（ＡＳＤ）の総称のことをいう。

は3つの理由があると思っています。

一つは、発達障害という概念には、3つの別の障害が含まれることが関係しています。一人の子どもに自閉症スペクトラム障害と注意欠陥多動性障害、あるいは注意欠陥多動性障害と学習障害といったように2つの障害が併存(合併)することもあります。

症状や対応法の中に共通点がある場合、医療従事者が個々の診断名ではなく、発達障害という名前で便宜的に呼んでいることもあるようです。

また、医学的な診断名は、臨床心理的な対応には必ずしも必要ない、という考え方があることも影響しているでしょう。臨床心理的な対応は、個々の子どもが持つ心理状態を治していけばよいという考え方なのです。これは、漢方医学が西洋医学と異なり、診断名ではなく「証《しょう》」と呼ばれる患者さんの体の症状、特徴をもとに治療を行うのと似ています。そういう見方があってもよいではないか、と考える方もいるかもしれませんが、すでに述べたように、発達障害に含まれる3つの障害は、共通する症状や有効な対応法も一部あるとはいえ、医学的に異なった脳機能障害によって起こることがはっきりしていて、有効な治療法も大きく異なるのです。

２つ目の理由は、発達障害という言葉の歴史的な使われ方に関係しています。やや細かいお話になりますので、読者の方で発達障害は一つの診断名ではないことはわかったが、細かい経緯には関心がないという方は、これから続く部分を飛ばして、次に進んでください。とはいえ、発達障害を正しく理解するためには、以下に続く部分も重要です。

さて、発達障害という概念には、３つの障害が含まれていますが、普通は知的障害は含まれていません。知的障害は、肢体不自由や視覚・聴覚障害などとともに、発達障害が認知されるよりずっと前から、一般的に広く知られていました。

知的障害はかつては、精神薄弱という名前で呼ばれていました。精神薄弱は古くから医療、教育、心理の分野で大きな研究対象であり、その研究を促進するために日本精神薄弱研究協会という学会組織が１９６６年に設立されました。

この学会の研究課題は、精神薄弱に関連のある様々な障害や疾患の医学、教育学、心理学などの視点からの研究であり、ダウン症候群、自閉症、てんかん、脳性麻痺などが対象でした。1979年から機関誌「発達障害研究」が発行されるようになりました。つまり、当時の考え方でいけば、知的障害やダウン症候群、てんかん、脳性麻痺などは発達障害という概念の範疇《はんちゅう》にあったのです。1992年には、学会の名称が、日本発達障害学会と改められました。最近の学会の活動内容をホームページから見てみると、自閉症スペクトラム障害、注意欠陥多動性障害、学習障害といった、現在の発達障害の概念に沿った内容が主体となっていますが、知的障害（かつての精神薄弱）や肢体不自由も研究対象としていることがわかります。

つまり、発達障害を注意欠陥多動性障害、自閉症スペクトラム障害、学習障害の総称としてではなく、知的障害や脳性麻痺などの多様な精神、神経疾患（障害）の総称として使用するという歴史的な見方が、まだ残っているということなのです。

こうした歴史的視点に立つと、例えば知的障害を発達障害の一つと見なすことは、今日の基準からすると誤りではあるものの、かつては誤りではなかった、ということになります。誤解というよりも解釈の違いとも言えるでしょう。専門家の間にもこうした見解の相違があるのです。

発達障害を社会的に正しく理解してもらい、発達障害のある人の支援を進めてゆくためには、専門家たちの見解の違いを統一してゆく必要があるでしょう。

発達障害の３つ目の誤解についてです。

発達障害の一つ、自閉症スペクトラム障害は診断名の一つですが、かつては別名で呼ばれていた複数の障害名が統一されたものです。複数の障害名とは、自閉症、アスペルガー症候群、そして広汎性発達障害です。

脳科学や遺伝学の研究によって、症状に多少違いはあるものの、これらの障害が同一の障害であることが明らかになり、２０１２年に発刊された、世界中で使用される精神疾患の診断基準（ＤＳＭ‐５）で、現在の自閉症スペクトラム障害に名前が統一されました。この自閉症スペクトラム障害という診断名と、ほぼ同義に使われていたのが広汎性発達障害です。

広汎性発達障害と発達障害の語感が似ているためだとは思いますが、一般の方だけでなく専門家の中にも、発達障害という言葉を、ほぼ自閉症スペクトラム障害という意味で使用している方がいます。実際、臨床の場で、発達障害と言いながら、自閉症スペクトラム障害と診断している例を何回も見ています。

私自身の経験ですが、ある心理関係の学会で発表のタイトルに「発達障害を持つ子どもの支援」とあるのに、内容を聞いてみると支援対象は全員自閉症スペクトラム障害を有する子どもたちであったことがありました。また、テレビなどで発達障害の症状の特徴について説明しているのを聞くと、それは自閉症スペクトラム障害の特徴だったりすることも珍しくありません。

新しい診断名による混乱

発達障害という名称の曖昧《あいまい》さを述べてきましたが、最近はそうした曖昧さを避けるためか、新しい総称を使う専門家も出てきました。発達障害ではなく、神経発達症という総称です。これは前述の精神疾患の診断基準書（DSM-5）の中で発達障害の3障害だけでなく、知的障害や吃音《きつおん》などのコミュニケーション障害を含む総称であるNeurodevelopmental Disordersを日本語に訳したものです。

この神経発達症には知的障害も含まれることから、専門家の中には、知的障害を含めて使用する方が出てきています。学問的にはそうした姿勢は間違いとは言えないのですが、結果として診断名の混乱を招いているように思えます。

知的障害は一つの診断名ではなく、発達障害という総称と同じように、様々な疾患や障害に共通して見られる症状につけられた総称なのです。ですから、知的障害の中にはダウン症候群のような染色体異常症や、脳性麻痺による知的障害なども含まれます。

分類は人がすることですから、発達障害に知的障害を含めてもよいではないか、という意見も出てきそうですが、私は必ずしもそうは思いません。なぜなら、こうした議論や混乱の被害者になるのは、いつも社会的な正しい理解に基づいた支援を必要とする人たちなのです。

科学的な正しさに固執することの危うさ

診断名が一般社会に正しく認知されることは重要です。診断を受けた個人や社会の中で認知されることが、「社会的に正しい」診断名と言えるのです。医療や心理臨床の関係者だけのものではないことを忘れてはなりません。

これまで、発達障害に関連のない様々な疾患で、医学的（学問的）に正しい診断名が、社会的に受け入れられず、一般に広がらなかった例は枚挙にいとまがありません。

自閉症は1943年に、アメリカのレオ・カナーによって初めて報告され、言葉の遅れ、対人関係の障害、強いこだわりが特徴とされました。アスペルガー症候群は、カナーの報告の1年後の1944年にオーストリア（当時はドイツ）

のハンス・アスペルガーによって、言葉の遅れのない特殊なタイプの自閉症として報告されました。敗戦国ドイツでドイツ語で報告されたため、このことは広まりませんでした。１９８０年代に入り、イギリスのローナ・ウィングによって、カナーの自閉症とは一線を画す半独立疾患として英米圏で認知されました。その後、カナーの自閉症やアスペルガー症候群とそれに類する障害の総称として（あるいは自閉症やアスペルガー症候群ではない類似の症候群として）広汎性発達障害という診断名が提案され、２０１２年にアメリカ精神医学会発刊の精神疾患の診断基準（ＤＳＭ－５）において、これらの障害は医学的に同じだということで、自閉症スペクトラム障害（Autism Spectrum Disorder: ASD）にまとめられたのです。

この改定後、私が診ているアスペルガー症候群の方から「アスペルガー症候群という診断がなくなったそうですが、私はどうなるのでしょうか？」と聞かれたことがあります。医学的（科学的）な理由で診断名が変わっても、社会に認知されるには時間がかかるのです。

さらに付け加えれば、精神疾患の診断基準として世界中で使用されているDSM以外にも、世界中で使用される診断基準があります。世界保健機関（WHO）が編集している国際疾患分類（International Classification of Disorders: ICD）は、精神疾患だけではなく、その他の身体疾患のほぼすべてを網羅した診断基準です。現在第10バージョンが最新版ですが、その中にはまだアスペルガー症候群が精神疾患の一つとして記載されています。

障害、障碍、障がい？

症状についてではなく表記法に関しても、専門家の間で様々な見解が見られます。

誰が言い出したのかつまびらかではありませんが、障害という言葉のついた診断名には、「害」という悪い意味を持った言葉が入っており、障害のある人の人格を傷つけることになるのでふさわしくないというのです。関係団体への意見聴取も行ったようですが、その上で、害という字を「がい」と表記するという提案がなされ、障害ではなく、障がいと表記する人たちがいます。役所などではこの表記をすることが多いようです。また一部では、害という字を「碍」という字に置き換えて障碍を使うべきだという意見もあります。碍という字は、あまり見慣れませんし、「害」という字の持つ悪い意味を払拭できるということなのでしょうが、碍と害はほぼ同じ意味を持つ「礙」という字の略字なので、私には、これは表面的に置き換えただけの対応に思えます。

また、ＤＳＭが改訂された時に、その邦訳を担当した医師の属する学会から、かつて邦訳語から「障害」という表現を消し去りたいという意見が出され、次のような診断名の変更が提案されました。

注意欠陥多動性障害→注意欠如多動症
自閉症スペクトラム障害→自閉スペクトラム症
学習障害→限局性学習症
知的障害→知的発達症

行為障害→素行症
反抗挑戦性障害→反抗挑戦症

子どもに多い診断名から障害という表現をなくしたい、という理由のようです。しかし、子どもではなく成人に多い障害、例えば双極性障害はそのまま障害という言葉を残すなど、子どもはいけないけれど、大人ならよいという点には首をかしげざるを得ません。

多動症や反抗挑戦症は、従来の慣行に沿っていますが、学習症や知的発達症は、病的含意のない学習や知的発達というむしろ正常な心理的過程を示す言葉なので、言葉自体に違和感を覚えます。

「障害」を「症」に置き換えようという提案に対して、素直に受け入れている専門家や学会もありますが、一様ではなく、同じ状態に複数の（診断）名が使われるという混乱が見られます。注意欠陥多動性障害を注意欠如多動症とする提案は、比較的広く受け入れられていますが、学習症は、学習という正常な心理的過程に症をつけているために、違和感があり、いまだに学習障害が広く使われています。

表面的な言葉の言い換えは、結果として、その障害名を持つ人や、医療、教育、行政の現場に混乱をきたしていることもあるのが現実です。

２０００年ごろから発達障害という名称が知られるとともに、医学界の変化と社会の認識にずれが生じ、年を追うごとにそのずれが大きくなっていることを感じます。また、日進月歩で新しいことが解明され、研究者の中でも見解が一致しないということもあるでしょう。このことが、発達障害が正しく認知されない、また、医師の誤診・過剰診断につながっているのだと思います。

コラム●診断名は誰のために

診断名が一般に広がらなかった例として、ウェルドニッヒ・ホフマン病をご紹介します。人の筋肉は、脳から脊髄《せきずい》を通って筋肉につながっている神経を伝わってくる電気的な信号によって収縮します。この筋肉を動かす神経が遺伝子の異常によって変性し、そのために筋肉が次第に萎縮してしまう病気です。ウェルドニッヒ・ホフマン病は、そうした筋萎縮の起こる病気の中で最も重症度が高く、乳児期に呼吸困難を起こし、人工呼吸器が必要になってしまいます。

似たような病気で、筋肉の萎縮が起きるものの、発症が幼児期以降と遅く、筋萎縮の程度も軽いクーゲルベルグ・ウェランダー病と呼ばれる病気も知られていました。舌をかみそうな名前は、両方とも初めてその病気を報告した医者の名前に由来しています。ところが最近の遺伝子研究によって、この2つの病気は重症度が違うものの、原因となる遺伝子が同じことがわかったのです。同じ原因の病気に(重症度は異なるとはいっても)別の名前をつけるのは医学的(科学的)におかしいというので、現在はウェルドニッヒ・ホフマン病を、脊髄性筋萎縮症タイプ１と、そしてクーゲルベルグ・ウェランダー病を、脊髄性筋萎縮症タイプ３と呼ぶようになりました（重症度がちょうどこの二者の中間にあるタイプ２もあります）。タイプ１は、乳児期に人工呼吸器をつけなくては生きてゆけない重症疾患であるのに対し、タイプ３は歩行が困難になりますが、一生呼吸器をつける必要はないのです。同じ病名でもこのように臨床像が大きく違うために、現在でもウェルドニッヒ・ホフマン病やクーゲルベルグ・ウェランダー病という病名が残り、社会的に慣用されているのです。新しくつけられた脊髄性筋萎縮症という診断名ももちろん使用されますが、社会的な有用性があるオリジナルの病名も使用されているのです。診断名（病名）には、医学的な正しさだけでなく、社会的な有用性も求められるのです。

第2章

発達障害を構成する3つの障害

発達障害は3つの障害の総称である

本章では、発達障害に含まれる注意欠陥多動性障害、自閉症スペクトラム障害、学習障害の3つの障害の概要について説明します。すでに知識をお持ちの方は、本章は飛ばして、第3章にそのまま進んでいただいて結構です。

まず、有病率の高い、注意欠陥多動性障害から始めましょう。

注意欠陥多動性障害について

注意欠陥多動性障害は、集中力が弱く長続きしない、適切に注意を向けることができないといった「集中（attention）」能力が低いと同時に、気が散りやすく（転導性と言います）、せかせかと動き回ったり、席についていられないなどの多動行動（hyperactivity）、さらに高い衝動性などの行動特徴が、家庭、学校、職場などで頻繁に見られる状態です。診断するためには、こうした症状が家庭、学校、職場などの複数の場所で、高い頻度で見られ、そのためめに本人や周囲が困っている（「困り感」「生きにくさ」）ことが必須条件となっています。日本では４〜５％の子どもに当てはまるとされています。

診断は、不注意、多動性、衝動性の典型的な行動様式を記載した診断基準項目（ＤＳＭ-５）が、不注意に関する９項目中６項目以上を満たしているか、多動・衝動性に関する９項目中６項目以上を満たしており、そのために「困り感」や「生きにくさ」などの困難があることを確認して行います。診断の補助となるチェックリストがありますが、確定診断は症状と問診による本人の困難を確認することが大前提です。診断基準は巻末の付録に載せてあります。

原因は、しつけや生活環境ではなく、複数の遺伝子が関与していると考えられています。遺伝子によって脳内の化学物質（神経伝達物質など）の変化が起こり、そのために、集中や注意の切り替え、短期記憶（作業記憶）、感情抑制などに関連する神経回路の機能が低下するのです。こうした遺伝性の素因に加えて、胎内環境によって、その発症率が高くなることも知られています。未熟児や妊娠中の母親の喫煙は、発症率を上昇させる危険因子です。

自閉症スペクトラム障害や、学習障害に比べて、日常生活における不注意や多動性、衝動性による症状によって、周囲からの非難、叱責、仲間はずれ、いじめなどの逆境体験の多さに由来する二次障害が多いことも特徴の一つです。二次障害としては、行為障害（素行症）、不安障害、うつなどを合併することが多く見られます。

二次障害ではなく、最初から注意欠陥多動性障害と併存する障害も知られています。残念ながら日本のデータはないのですが、アメリカのデータだと、注意欠陥多動性障害がある人で、二次障害や併存障害を合併する率は70％という高い数字が報告されているほどです。文字の読み書きが苦手な学習障害、自閉症スペクトラム障害、チック、てんかんなどです。

対応あるいは治療は、実生活において何らかの困難（支障）がある場合に行います。日常生活における不注意や物をなくすといった症状に対しては、様々な生活上の工夫や、環境を変えることで対処します。子どもの場合は、持ち物に名前をつけたり、親や教師が手助けをしたり教室の作りや座席の位置、教授法等を工夫します。多動や衝動的な行動に対しては、行動療法という、不適切行動を変容させる対応法が使われます。

こうした対応法を行っても症状の改善が見られない場合に初めて薬による治療を開始します。現在は４種類（メチルフェニデート、アトモキセチン、グアンファシン、リスデキサンフェタミン）の薬が、注意欠陥多動性障害の治療薬として認可されています。これらの薬の作用は、注意欠陥多動性障害の脳内の神経伝達物質の働きを強化するもので、対症療法というより原因自体を治す根本治療に近いものです。ただその辺への社会的な理解がまだ不十分で、薬による治療に対して批判的な意見も聞かれますが、少なくとも医学界ではその効果や安全性が確認された治療法として認められています。学会が中心となって編纂《へんさん》された治療ガイドライン（日本、アメリカ、カナダ、イギリスなど）でも標準的な治療方法として記載されています。

注意欠陥多動性障害と診断された子どもの多くは、思春期以降症状が次第に軽快ないしは治癒します。発達障害一般に対して「性格のようなもので治ることはない」という言説は、少なくとも注意欠陥多動性障害については当てはまりません。しかし、一部（30%程度）では大人になっても、主に不注意や衝動性などの症状が継続し、家庭や職場で様々な困難が継続します。大人の注意欠陥多動性障害については、第7章で説明します。

自閉症スペクトラム障害について

自閉症スペクトラム障害は、言語やコミュニケーション、対人関係の障害と、情動（感情）コントロールの障害を主な特徴とします。発達障害と聞くと、多くの人が思い浮かべるのが、この自閉症スペクトラム障害ではないでしょうか。

私たち人間は、乳児期から他人の顔に対する強い好奇心を持っています。赤ちゃんにいろいろな絵を見せると、顔の絵を一番長く見つめることも、心理学の実験で証明されています。この顔に対する好奇心によって、赤ちゃんは顔の表情の意味を知り、また自分の世話をしてくれる人への愛着心を育みます。生後半年を過ぎて始まる人見知りも、赤ちゃんが自分の世話をしてくれる人の顔と他人の顔を判別する能力を身につけたからです。

自閉症スペクトラム障害のある子どもは、原因はわかりませんが、こうした顔認識に関する脳機能の発達が遅れます。**他人の行動や表情から他人の気持ちを理解する能力である「心の理論（能力）」は、5歳前後で身につく能力ですが、自閉症スペクトラム障害のある子どもではその獲得が遅れたり、獲得できなかったりします。こうした顔や他人の行動への関心が少ないことは、多くの自閉症スペクトラム障害の子どもたちに見られる言葉の発達の遅れにつながります。**私の外来を受診される自閉症スペクトラム障害の子どもの大多数は、言葉の遅れを主訴として受診されます。

自閉症スペクトラム障害の子どものもう一つの特徴は、特定の感覚（大きな音、特定の場面、触覚など）への感覚過敏と、その裏返しである特定の物や行動への強い執着（こだわり）です。大きな音、例えばトイレのハンドドライヤーや掃除機への聴覚過敏は最も頻繁に見られます。音を聞くのが苦痛であるかのように、耳を手で塞《ふさ》ぎ、泣き出すなどの反応をします。こだわりも強く、特定のおもちゃ（ミニカーなど）やおもちゃの一部（タイヤ）に強い関心を持ち、長い時間ミニカーを並べたり、タイヤなどのおもちゃの一部に触り続けるなどの行動が見られます。自分の行動へのこだわりもあり、手をひらひらさせたり、くるくる回転するなどの行為を長時間続けたりします。

自閉症スペクトラム障害のこうした行動が脳のどのような機能障害によって生じているのかは、注意欠陥多動性障害のように明らかにはなっていません。ただ、脳機能画像検査をすると、他人の顔の理解に関する側頭葉、人の気持ちを理解するのに関与する前頭葉、感情の中枢である扁桃体《へんとうたい》などと呼ばれる脳部位の活動が低下していることが示されています。

こうした行動特徴を持つ自閉症スペクトラム障害の子どもは、言葉や表情、ジェスチャーなどによる他人の意図理解が困難です。そのために園や学校などでの集団の中で適切に行動することができません。また、感覚過敏などによって不安が強まり、パニックなどもよく見られます。

なかでも、言葉の発達の遅れが見られる子どもでは、結果的に知的発達の遅れが生ずるため、自閉症スペクトラム障害の子どもの過半数に、知的障害が合

自閉症スペクトラム障害の脳の機能

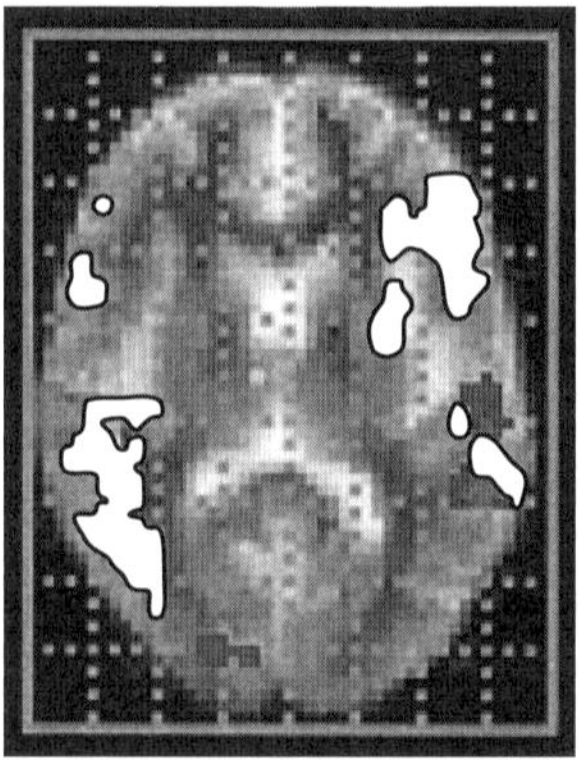

囲んだ部分は、人の目元を観察して、その人の気持ちを理解した時に活性化する部位です。自閉症スペクトラム障害を持つ方は、この部位が活性化していません。

出典：Simon Baron-Cohen., et al. European Journal of Neuroscience, Vol. 11: 1891-1898, 1999.

併します。また理由はわかりませんが、15%の子どもにてんかん発作が合併します。

自閉症スペクトラム障害は、発達障害の3つの障害の中では最もよく知られていますが、その頻度（有病率）は約1・5%と注意欠陥多動性障害より低くなっています。

注意欠陥多動性障害同様に、複数の遺伝子がその発症に関連していると考えられています。同一家系内に多数発症することや、一卵性双生児の両者とも発症することなどの臨床的な特徴と、近年の遺伝子解析法によるゲノムの探索によって、数十個以上の関連遺伝子が同定されています。さらに、胎児期の子宮内の環境も発症に関与しているとも言われています。

対応あるいは治療ですが、注意欠陥多動性障害に対する薬物療法のように効果的な医学的治療法はありません。感覚過敏やパニック行動などに対する対症療法となる薬物療法はありますが、対人関係の困難やコミュニケーション障害を改善する薬物療法はありません。行動療法と呼ばれる心理的な訓練などの療育になります。

言葉の遅れや知的障害のない軽度の自閉症スペクトラム障害はアスペルガー症候群と呼ばれますが、その一部は対人関係のルールを学習することによって軽快ないし、治癒することがわかっているものの、その思考や行動特徴の大部分は、大人になっても継続します。

学習障害(特異的学習障害)について

最後に、学習障害についてその概要を紹介します。新しい診断基準（ＤＳＭ−５／２０１２年）では、これまで学習障害（Learning Disorders: LD）と称していたものをSpecific Learning Disordersと改めました。邦訳ではspecificを「限局性」と訳していますが、「特異的」とするほうが適切であるため、本書では特異的学習障害とします。

１９９９年に文部省が発表した定義では「学習障害とは、基本的には全般的な知的発達に遅れはないが、聞く、話す、読む、書く、計算する又は推論する能力のうち特定のものの習得と使用に著しい困難を示す様々な状態を指すものである。学習障害は、その原因として、中枢神経系に何からの機能障害があると推定されるが、視覚障害、聴覚障害、知的障害、情緒障害などの障害や、環境的な要因が直接の原因となるものではない」とされています。

一方、特異的学習障害の診断基準を示したDSM-5では、次のうち少なくとも一つの症状（困難）があることと定義されています。

①文章を読むことが不正確で遅く、また努力を要すること
②読んだ文章の内容を理解することが困難
③正しく（単語を）綴《つづ》ることが困難
④文章を正しく書くことが困難
⑤数字の意味の理解や計算が困難
⑥数学的推論が困難

特異的学習障害はこのように、定義からして混乱があるだけでなく、言語の種類によってもその現れ方が異なります。例えば③の正しく綴れないという症状にしても、英語圏での英単語の綴りの困難と、日本や中国の特異的学習障害に見られる漢字の書字障害は別のものです。

とはいえ特異的学習障害の中核となる症状は、文字や文章を読むことが困難であるという「読み」の障害であり、英語ではディスレクシア（dyslexia）と呼ばれます。日本でもディスレクシアという名前が定着してきています。例えば大学入試のセンター試験では、ディスレクシアという診断書があると、試験時間の延長が認められます。

言語によってディスレクシアの症状や有病率には差があり、例えば漢字仮名交じりの文章を読む日本では、アルファベット26文字の文章を読む英米より有病率が低く、ＤＳＭ-５に記載されている英米圏での有病率が５〜15％と高率なのに対し、日本では１％前後であるとされています。

ディスレクシアの脳内機能の特徴については、脳機能画像を使ったたくさんの研究が行われており、文字から言葉の音韻（例えば「魚」なら「sa-ka-na」）を想起する過程が困難で時間がかかることがわかっています。そうした機能を担《にな》う側頭葉の脳内部位も明らかにされています。

ディスレクシアの子どもは集中力や対人関係、集団行動などにおける困難はなく、文字の読み書き、計算など学習面での困難が主体になります。

ディスレクシアやそれ以外の特異的学習障害の根本的な原因はわかっていません。また対応・治療についても、注意欠陥多動性障害や自閉症スペクトラム障害のような医学的あるいは心理的なアプローチではなく、教材や授業の仕方を工夫する教育的アプローチが行われます。

繰り返しになりますが、特異的学習障害のある子どもは、集中力や対人関係、集団活動などでの困難はありません。

第3章

過剰検査と過剰診断

発達障害の診断の困難さ

第1章では、発達障害の概念やその成り立ちに関わる様々な誤解について、そして第2章で発達障害に含まれる3つの障害の特徴を述べてきました。

発達障害に関する医療的な見方と社会的な見方の不一致は、適切な治療や教育あるいは行政サービスが行われる上で大きな障壁となることはおわかりいただけたでしょう。

第3章では、発達障害の概念や診断とも関わりますが、現在私が最も頭を悩ませている問題について述べます。それは、発達障害の専門家である医師たちの過剰検査や誤診・過剰診断に関わる問題です。

発達障害はどう診断する?

医師は、できるだけ科学的な根拠に基づいた診断や治療が必要とされています。エビデンスベーストメディスン（根拠のあるデータに立脚した医療）という言葉が現代医療のスローガンにもなっています。

エビデンスベーストメディスンとは、医療における診断や治療は、決して医師の個人的経験に基づいて行われるのではなく、科学的な裏付けに基づいて行われるべきだという考え方です。

治療に使う薬の種類や分量を、医師の個人的な経験と判断で決定することを避ける必要があるのです。料理の世界では、さじ加減という言葉がよく使われます。秘伝のたれや、塩こしょうの量、火加減などは、一応の基準はあるものの、いまだに名人や名シェフでしかできない技として認められています。かつては医学においても、薬の調合などに医師の個人的経験が重要視されていた時代がありましたが、現代医療では、国際的な診断基準（ＤＳＭやＩＣＤ）が使われ、治療に際しても科学的に最も効果的な治療法を行うというようになっています。

医師のさじ加減ではありませんが、疾患の診断のために、科学的に必要とされる以上の検査を行うことは、患者さんの負担が増えるだけでなく、高騰する医療費をさらに増加させるために避けるべきなのです。考えてみれば当たり前のことですが、例えば糖尿病の診断をするのに、脳波の検査をする必要はありません。もちろん行うことはできますが、医療費を病院に支給する保険支払い機関は、審査の上で不必要な検査費用（この場合は脳波検査）を査定し、病院には支払いません。日本の保険診療のよい点は、患者さんが不必要な検査や治療費用を免除されることによって、医師が恣意的に不必要な検査をして、収入を増やすようなことを防止しているところです。

発達障害（注意欠陥多動性障害、自閉症スペクトラム障害、学習障害）の診断は、診断基準書（ＤＳＭ）をもとにした専門家による問診が主で、特異的学習障害を除いて、この検査をすれば診断ができるといったものはありません。血液検査や脳波検査、ＭＲＩなどの脳機能画像、さらには知能検査などの様々な心理検査をしても、注意欠陥多動性障害や自閉症スペクトラム障害の診断をすることはできないのです。

注意欠陥多動性障害や自閉症スペクトラム障害の患者さんの脳機能画像や遺伝子検査では特徴的な知見が得られていますが、診断には使えないのが現状で

す。注意欠陥多動性障害の人では、前頭前野や尾状核《びじょうかく》という脳の部分の機能が低下していることが多いことがわかっていますが、それは機能の平均値が統計的に低いという程度であり、定型発達の人と明確に分けることができません。

自閉症スペクトラム障害における脳機能の変異が見いだせる脳部位は多様で、特に、前頭前野、前側頭部、そして扁桃体が挙げられます。それぞれ他人の意図理解、顔の表情の理解、情動コントロールに強く関わる部位です。

注意欠陥多動性障害では、脳内の神経伝達物質であるドーパミンやノルアドレナリンの脳内での働きに関与する遺伝子的な特徴（異常ではない）がありますが、その遺伝子特徴を持っている人が注意欠陥多動性障害とは言い切れないのです。よいたとえではないかもしれませんが、自閉症スペクトラム障害の子どもによく見られるつま先歩きや、手のひらを自分に向けてバイバイするなどの行動は、自閉症スペクトラム障害ではない定型発達児にも見られることがあるので、それを診断の根拠とすることができないのと一緒です。

ある特定の検査結果や心理テストの結果で、診断を確定することができないのは、発達障害に限りません。うつや統合失調症についても同じです。うつの傾向を見ることのできる心理検査がありますが、それでうつの診断をすることはできません。またうつでは、脳内のセロトニンと呼ばれる物質の働きが変化していると言われ、セロトニンの代謝を変える薬剤でうつに有効なものもあるのですが、だからといってセロトニンの代謝に関係する遺伝子検査をしても、少なくとも現在は診断につながらないのです。

現状、発達障害の診断は医師や専門家による問診が主ですが、その基準書についてご説明します。発達障害の診断のために考案され発刊されたのが、アメリカ精神医学会が定期的に発行している「精神疾患の診断と統計マニュアル（DSM）」です。定期的に改訂され、現在は第5版が2012年に発行されています。このマニュアルには、発達障害を含む様々な精神疾患の診断基準が書かれています。「統計」という言葉がタイトルに使われているのは、その疾患の特徴的な症状を複数提示し、そのいくつ以上が該当すれば診断してよい、という統計的な基準が示されているからです。例えば注意欠陥多動性障害の診断は、DSMに記載されている、不注意に関する9つの行動特徴と多動・衝動性に関する9つの行動特徴のうち、不注意と多動の項目のいずれかで6つ以上が当てはまる場合につけられます。

アメリカの医学の教科書を見ると、例えば注意欠陥多動性障害の診断には、本人の学校、家庭、地域等における行動の現在の特徴と、過去の経歴をできるだけ詳しく調べて、診断基準と照らし合わせることと記されています。子どもの行動の特徴を評価するための質問紙（アンケート）も必要に応じて併用することも書かれています。しかし、特異的な検査や心理検査はないとはっきり明記されています。

以下にいくつかの教科書の記載を示します。

「注意欠陥多動性障害の確定診断のためのテストはない。むしろ診断は子どもに年齢不相応な不注意や多動・衝動性があり、そのために社会や学校で支障を来《きた》しているかを判断することにある」。「注意欠陥多動性障害の診断は主に注意深い病歴聴取と面接、症状に寄与する因子の探索、身体診察、そしてもし必要ならば臨床検査によってなされる。行動評価アンケートは、症状の程度を知るために有用であるが、それだけで診断を確立するには不十分である」(Developmental and Behavioral Pediatrics)。「もし必要ならば」とあるのは、注意欠陥多動性障害の症状を伴うような他疾患が疑われた場合に、という意味です（鑑別診断と言います）。

多くの医師はこうした標準的な診断方式を踏襲しています。私は、外来を受診されたお子さんの発達歴、現在の行動特徴を知るために、親御さんと子どもをよく見ている教師や塾の先生に、上記教科書で推奨されている行動評価アンケートをお渡ししています。そして問診の上、診断するという方法を長年行ってきています。

日本の医療現場

最近、発達障害の診断において、驚くべきことがありました。転居のため、ご家族が他院への紹介状を希望されたので、注意欠陥多動性障害の診断と現在服用中の薬の情報を記した簡単な紹介状を出したところ、紹介先の発達障害を専門とする開業の医師から以下のような内容の返事が届いたのです。

「ご紹介ありがとうございました。初診時診断は注意欠陥多動性障害でよいと考えますが、正式な手続きで確定診断をだしてゆきたいと思います。今後当院で、厚生労働省研究班の注意欠陥多動性障害診断治療ガイドラインに従い、WISC、DN-CAS、K-ABC、BGTなどの心理テスト、（中略）頭部MRI、血液検査を施行し今後の治療方針、学校との連携計画をたててゆきたいと思います」

なお、正式な、という一文には下線が引かれていました。症状の聴取だけでなく、心理テストや脳波、MRI検査などのきめ細かい検査をする医師を、熱心で親切と思われるかもしれませんが、先ほどお伝えしたように、これらは注意欠陥多動性障害の診断には不必要なものなのです。MRIや血液検査が、注意欠陥多動性障害診断の正式な検査に含まれているという話は聞いたことも読んだこともありません。検査結果によって診断することができないのです。しかしながら、この医師を責められない事情もあるのです。

それは、返事に書かれた厚生労働省研究班注意欠陥多動性障害診断・治療ガイドラインにあります。その中に「注意欠陥多動性障害の医学的診断・評価フローチャート」というものが紹介されており、「必須」の医学的検査として、身長・体重測定、脳波、血液検査（甲状腺機能を含む）、心電図とあり、行ったほうがよい項目として頭部単純ＭＲＩ、頭部ＣＴと記載されています。また、注意欠陥多動性障害が疑われる子どもには必ずＷＩＳＣの知能検査をするように示されているのです。これらの検査は、注意欠陥多動性障害の鑑別診断（別の疾患が疑われた時に行う診断）として行われるべき検査であり、初診時に行う検査ではないのです。注意欠陥多動性障害だけでは説明できない症状、例えば不注意や多動が次第に強くなってゆくような場合（進行性の神経疾患）、学校でまったく授業についてゆけない場合（知的障害）、けいれんなどがある場合（てんかんなど）には、血液検査やＷＩＳＣ、あるいは脳波検査が鑑別診断のために必要になるのです。

よく読むと、注意欠陥多動性障害の診断・治療のガイドラインの文章そのものには、脳波、ＭＲＩなどは「鑑別診断のため」と書かれているのですが、それらが必須の検査であることを示唆している図表も示されており、同じ本の中で矛盾した表記が見られるのです。ＤＳＭの手順とはまったく異なる日本の診断手順を、正式なものと捉えている医師がいるのです。

厚労省のガイドラインは「診断基準」を示したものではなく、診断の手順を示したもので、診断基準自体はＤＳＭに準拠しています。

日本の医療保険体制に関わる問題もあります。日本の国民皆保険制度は、様々な問題がありますが、それでも世界の医療保険制度の中では極めて優秀な制度であると言われています。医療レベルからすると世界のトップをいくアメリカでは、日本のような国民皆保険制度がありません。そのために医療保険に加入していない人が２０００万人以上いると言われています。この状態を改善しようとしたのがオバマ前大統領でしたが、トランプ大統領の判断によって執行されないままになっています。無保険者は、病気になった時に高額な医療費を自分で支払わなくてはなりません。その点日本では、高額な医療費の一部を支払えばいいので、安心して医療機関を利用することができます。アメリカの場合、保険に加入している人も低所得者や老人が加入できる一部の公的な医療保険以外は民間保険です。保険金でカバーできる医療サービスに幅があり、低額の民間保険では受けられる医療サービスには制限があります。私は30代にアメリカに留学していましたが、安い給料であったため、高額な医療保険には入れませんでした。そのため、病気になった時に利用できる病院は2カ所のみであり、保障される医療費も一定額を超えた分（例えば1回30ドル以上）だけでした。また、1ヶ月に外来受診できる回数も制限されていました。

話がそれましたが、アメリカなどと比較して優れた日本の医療保険にも課題があります。その一つが、注射や投薬、外科処置といった医療行為を伴わない診察だけの医療を行った場合に病院（医師）に保険支払基金から支払われる費用が低いことです。発達障害の医療は、投薬をすることもありますが、多くは患者さんと保護者との面談と診察です。上述したアメリカの教科書にもあるように、例えば注意欠陥多動性障害の診療の大部分は、子どもの観察、面接とそれまでの発達歴や症状の経過の聴取といった時間のかかる作業だけであり、病院の収入は再診の場合２５００円程度です。患者負担は３割ですので７３０円です。私は３カ所の医療機関で発達障害の子どもを診ていますが、きちんと時間をかけて診療するために、その中の１カ所では午前中9時から12時までの３時間に、１人45分で４人に限っています。診療所の家賃や看護師の給与などを考えると、この収益では破産してしまいます。この診療所の場合、院長が投薬や点滴、吸入、予防接種などの一般診療をしていますので、その温情のもとで不採算を承知で診療を続けさせてもらっているのです。もし、保険診療だけで発達障害専門外来を維持するのであれば、並行して一般の病気の診療も行うか、あるいは心理検査や脳波検査、血液検査といった、本来は必要がない鑑別診断のための検査も行う必要があるでしょう。

私が患者さんを紹介した医師が、不必要な検査をしていたわけではないと信じたいところです。このようなことも、日本の発達障害の医療体制が整わない一因になっていると思います。

医師による誤診・過剰診断の実態

前項で、日本のガイドラインが、注意欠陥多動性障害の診断に不必要な検査を行うことを勧めるような内容になっている点を述べました。

本項では発達診断の一つである自閉症スペクトラム障害が、過剰に診断・治療されてしまっているのではないかという、私の最大の悩みであり、本書執筆の直接の動機となった問題について述べようと思います。

私はフルタイムの病院勤務はしていませんが、週3回都内と東京近郊の診療所で発達障害のお子さんを中心とした外来診療を行っています。発達障害に関する一般書を書いているためか、毎回数人の新患のお子さんが受診されます。保護者の方がインターネットなどで探し当てて受診される場合と、一般開業医の方からの紹介が半々です。週2回の診療ですので、新患として受診されるお子さんの数は、１ヶ月に20人前後とさほど多くはありません。

ほとんどは、保護者の方が先に受診した医師の診断に納得できず、セカンドオピニオンを求めて来院するか、初診の医師が専門医の診療を求めて紹介してくる場合です。そしてその大部分は、自閉症スペクトラム障害と診断された子どもたちです。

このさほど数の多くない紹介数にもかかわらず、本書執筆に先立つ約半年の間に、およそ20人近い、誤診・過剰診断と思われるお子さんがいたのです。半年の間に紹介されてきたお子さんの数は１００人程度ですが、そのうち20人近くが、誤診・過剰診断を受けていたと考えられるのです。

自閉症スペクトラム障害と診断された根拠には、「集団での指示が入らない」「こだわり行動がある」「言葉の遅れがある」などの、自閉症によく見られる症状がある、というものが多いのですが、なかには行動評価スケール（M‐CHATなど）で自閉症スペクトラム障害の範囲と判断されたというお子さんもいます。

私のところに来られたお子さんも、集団の中で指示が入りにくい、こだわりがある、などという理由で診断がつけられてきています。しかし、私がそのお子さんと一対一で話をすると、私の意図をすぐに理解でき、また子どもの社会性の現れを示す行動である「他人の顔の参照」などの行動が十分に見られることが多いのです。こだわりの内容を聞いてみると、自動車ばかりで遊んでいる、遊び方に決まりがあるなどの行動の特徴はあるのですが、こうしたこだわりは定型発達児にも見られるものなのです。自閉症スペクトラム障害の診断基準（DSM）には、こだわりの内容について「非常に制限され、程度や対象が異常なこだわり」とちゃんと書かれています。特定のものへのこだわりが強いからといってすぐに自閉症スペクトラム障害と診断してよいわけではないのです。

では自閉症スペクトラム障害の行動評価スケールなどで、自閉症スペクトラム障害が疑われている子どもはどうでしょうか。M-CHAT（Modified Checklist for Autism in Toddlers : toddlers はよちよち歩きの子どものことです）は、１歳半くらいで子どもの自閉症スペクトラム障害のリスクを知ることのできる便利なチェックリストです。リスクを早期に知ることはできるのですが、結果が陽性だったからといって、その後その子どもが必ず自閉症スペクトラム障害になるわけではないことが明らかになっています。

例えばアメリカで行われた大規模な調査では、幼児期にM-CHATによって自閉症スペクトラム障害のカットオフ値（この得点以上だと自閉症スペクトラム障害のハイリスク児と判断される値）以上だった子どもをフォローアップすると、臨床的に自閉症と診断される子どもは52％であった、と報告されています。50％の確率で、自閉症スペクトラム障害の早期発見ができるのは、確かに便利なチェックリストですが、カットオフ値より高いからといって自閉症スペクトラム障害と決まったわけではないのです。

子どもの行動の一部、あるいはチェックリストだけで診断を受け、私が自閉症スペクトラム障害とは見なせないと判断した子どもは、念のためにその後の経過を確認していますが、その後も問題なく幼稚園や通常の学級に通っている子どもが大部分です。

どうしてこんなことになっているのか、私にもわけがわかりません。もしかすると、私が見逃していることがあるのではないか、などと心配になるくらいです。

私自身の心配だけであればいいのですが、その間にも子どもは成長し、自閉症スペクトラム障害などの発達障害という診断がつくと、その子は特別支援学校（学級）に行くことになります。いったん特別支援学校に行くと、通常の学級に戻ることは難しく、その子どもの生き方まで変えてしまう可能性があると思うのです。

冒頭の自閉症スペクトラム障害の男児に加えて、私の診療所で起きた、ここ最近の事例について、いくか例か紹介します。

事例1　行動評価スケール（チェックリスト）の点数だけで自閉症スペクトラ

ム障害と診断された4歳男児

この4歳児は、地元の医療センターで出された自閉症スペクトラム障害という診断名に母親と担当の保育士が疑問を持ち受診されました。残念ながら診療録には、医療センターを受診した理由は残されていません。

次は、私と本人とのやり取りです。

私「○○君、君は何歳かな？」　男児「4歳」
私「じゃあ、誕生日はいつ？」　男児「19」（日にちは合っています）
私「好きな食べ物はなに？」　男児「みかん」
私「では嫌いな食べ物は？」　男児「葉っぱ」

4歳児としてこれだけ受け応えができていれば、まず自閉症スペクトラム障害ではないな、と思っていた私が、母親から見せられた診断書には「自閉症スペクトラム障害」と書かれていました。

母親は、以前はこだわり（偏食、白飯しか食べない）や新しい場所が苦手だったが、今はそういう症状はない、と前置きした上で、受診の理由を説明しました。

「診察した医師は、この子には5つ6つ質問しただけで、そのあと机上にあるパソコン画面を示して、そこに書かれてある質問項目をチェックし、自閉症ですと告げたんです」

その後、担当の保育士からこの子が自閉症だなんて信じられないと言われ、セカンドオピニオンを聞きに来たとのことでした。

そこで使用されたチェックリストは世界的基準とは言えず、診断の根拠にすることは難しいのです。この男児とのやり取りを、母親の許可を得て動画に撮りました。以下がそのやり取りです（同じ質問も繰り返し聞いています）。

私「○○君、今何歳？」男児「4歳」

私「おてて見せて？」　男児は手を広げて私に示す。

私「じゃあ足は？」　男児は足を前にだす。

さらに、お口あーんして、目をギュッとつぶって、という指示に正確に従うことができる。

私「お母さんはどこにいる？」　男児「こっち」と言いながら母親を指差しする。

私「ママが絵本の絵を見せるからその物の名前を言ってね」

男児は、プリン、ドーナツ、シュークリーム、カレーなどの名前を正しく言う。

男児が診察室にあるブロックを見つけて遊んでいたので、
私「〇〇君、今手に持っているブロックの色は何色」　男児は少し考えて「ピンク」

私「大きくなったらなにになりたい？」　男児は少し考えて「おにいちゃん」

最後の答えは幼さが残っていますが、質問に込められた未来の自分という概念を正確に理解して「おにいちゃん」と答えています。

事例2　チェックリストと知能テストの結果から高機能自閉症という診断を受けた8歳男児

まず受診時の本人との対話から始めましょう。

私「今何年生?」　男児「3年生」

私「誕生日はいつ?」　男児「2月3日」

私「お母さんの名前は?」　男児「のぶこ」

私「お母さんの誕生日知っている?」　男児「11月8日?」

母親から11月5日と直しが入る。

私「好きな科目は?」　男児「図工、音楽、体育」

私「では嫌いな科目は?」　男児「国語」

私「友達いる?」　男児は2名の友人の名前を言う。

私「好きな食べ物は？」　男児「卵焼き、タクワン」
私「大きくなったら何になりたい？」　男児「消防士」

ちゃんと私の質問を理解しているな、と思いました。ここで母親に受診の理由を聞きました。母親は、人の言うことが聞けない、ニュアンスが理解できない、宿題になかなか取りかかれないなどの理由で、医療機関を受診し、そこで高機能自閉症と診断されたのだが、今一つ納得できないために受診したということでした。

医療機関から出された書類には、６項目の症状リストが書かれており、そのうち４つを満たしていること、さらに別途行った知能検査で知能指数が１３３と平均より高かったことから、高機能自閉症と記載されていました。

人の言うことを聞かない、という症状は、母親が詳細に記載した心配事のリストをよく読むと、公園のフェンスを乗り越えて公園に入り、係員に制止され逃げ帰ってくる、やりたいことを始めると制止しても聞かずに続けるといった内容であり、自閉症スペクトラム障害の特徴である、他人の意図が理解できないための行動特徴とは違います。むしろ、意図はわかっていても従わない反抗的行動と解釈されます。これは、この男児の担任の教師の言葉からもうかがえます。担任の教師はこの男児のことを「素直な子だが（教室で）真っ直ぐ前を向くことが難しい」子と表現しているのです。自閉症で他人の意図が読めない子どものことを、「素直な子」と表現することは考えられません。

ニュアンスが読めない例としては、母親と友達と公園に行った時に、お金を渡して「一緒に飲むために」ジュースを買ってくるように告げたところ、3本も買ってきてしまった。母親としては一緒に飲むのだから1本買ってくることを期待していたのに、母親、友達、自分にそれぞれ1本と誤解してしまったことを挙げています。しかし、これも確かに母親の意図を正確に理解していなかったのですが、1人に1本ずつ買うという心配りの表れと見なすことができます。きっと他の人も飲みたいだろうな、という配慮が十分にできていたのです。

ここでは省略しますが、この男児と私のやり取りも許可を取って動画に記録しました。動画に撮った理由は、あとから子どもの様子を注意深く観察して私の判断を確認するためでもありますが、それ以上に私の友人の医師にも見てもらい、私の判断でよかったか確認するためです。私の知識と経験からは信じられないような（過剰）診断のお子さんが続けて来たために、私自身、自分に自信が持てなくなってきたくらいなのです。この男児の場合も本人の診察は短く、冒頭で紹介した4歳児同様いくつか質問し、その後はチェックリストをつけて診断を下しているのです。

事例3　就学前の知能検査で自閉症スペクトラム障害と診断された8歳男児

現在通常の学級に在籍していますが、就学前の知能検査の結果と、地元の医療機関で下された自閉症スペクトラム障害という診断結果に基づいて、校長から特別支援学級に行くことを勧められたが、親として納得できないために私のセカンドオピニオンを求めて受診されました。就学前の知能検査で知能指数が55という結果が出たために、医療センターを受診し、そこで自閉症スペクトラム障害と診断されたそうです。

私「何歳ですか」　男児「8歳」

私「何年生？」　男児「2年生」

私「何小学校？」　男児「○○小学校」

私「好きな科目はなに？」　男児「算数」

私「では嫌いな科目は？」　男児「国語」

私「そうか、国語の嫌いな子は多いよね。算数の計算してみようか。5かける6？」　男児「……」

父親「まだ5の段は習っていません」

私「ごめん、ごめん、では2かける3は？」　男児「6」

私「では2かける4は？」　男児「8」

私「15たす8は？」　男児　しばらく考えて「23」

父親「体育以外の成績は、3段階評価ですべて2です」

私「好きな遊びは？」　男児「プラレール」
私「大きくなったらなにになりたい？」　男児「仮面ライダー」
私「新幹線に乗ったことある？」　男児「あるよ」
私「どこに行ったの？」　男児「広島と大阪」
私「どうして広島と大阪に行ったの？」　男児「うーんとお母さんが好きだから」
父親「違うだろ、おばあちゃんがいるからだろ」

私の質問にはこのようにすらすらと答えます。

私が父親に、学校の担任の教師はこの男児のことをどのように評価しているか聞くと、成績はよいが、集団の場面での指示が通りにくいと言われたという答えが返ってきました。電車のブレーキ音がいやで、耳を塞ぐことがあるが、極端に怖がることはないとのことでした。

学校では就学前の知能指数55ということと、自閉症スペクトラム障害という診断を根拠に、特別支援学級へ移ることを勧められているのだそうです。

私とのやり取りを読まれて、皆さんはどのように思われるでしょうか。

私とのやり取りの中に、自閉症スペクトラム障害の中核症状である、他人の意図理解の困難はまったくありません。こちらの質問に熱心に答え、時に首をかしげて一生懸命に考える様子からは、私の問いかけに正直に対応（アテンド）しているのがわかります。

電車の急ブレーキで耳を押さえる行動は、自閉症スペクトラム障害の聴覚過敏に見られる恐怖の表情や、パニックに陥るような行動は随伴していません。

やや幼い印象（仮面ライダーになりたい、プラレールが大好き）はありますが、就学前の知能指数検査の結果の55は、成績表が体育以外「できる」（3段階評価の2番目）であり、かつ教師の「勉強はできるが……」というコメントとの間に大きな乖離《かいり》があります。知能検査は、本人の協力する姿勢がないと低く出ることがあるので、55（軽度の精神遅滞の下限）は、実態を反映していない数値であろうと推測できます。

両親ともに研究職という家庭で、医療センターの診断と、学校の対応に対して納得がいかないのは容易に理解できます。この男児の父親は、私に「のんびり育った子どもだと思うが、どうしてこの子が自閉症なのか妻も私もどうしても納得がいかない。学校にそのことを言っても、学校は専門家の医師の診断書を信用している。本当にどうすればいいのかわからなくて悩んでいました」と訴えています。私は、過剰診断についての他の事例の話をしながら、診断書は書き直すことができる、という説明をし、お父さんは喜んで帰られたのです。

事例4　言葉の遅れと多動傾向のある3歳女児

この3歳の女児は、2歳のころ私の外来を受診しました。言葉の遅れがあり、まだ二語文が喋れないとのことでした。診察室の中で、置いてある物に関心を示して動き回るので、私は多動の傾向があるなと思いながら、観察を続けました。絵本の絵の指差しができ、手や足を見せて、と言うとちゃんと差し出します。ご両親による発達のスクリーニング検査では、発達に軽度の遅れが認められました。ただし、指差しや視線の動きなどの社会的な応答ができているので、自閉症スペクトラム障害ではなさそうだ、ということで継続して診ていました。

3歳になった時に女児は再診のため、私の外来に来ました。そこで、私は両親から驚くべきことを告げられました。地域の療育センターを受診したところ、医師を含めた数人の専門家（たぶん臨床心理士や言語聴覚士だと思います）が、本人の行動を観察したあとに、自閉症スペクトラム障害であり、療育を受ける必要があると告げられたというのです。

私が自閉症スペクトラム障害の症状を見逃したのか、とやや焦りながら観察をしました。

私「何歳？」　女児「3歳」

私「おてて見せて」　女児は手を差し出す。

私「お口あーんは」　女児は即座に口を開ける。

私「ママはどこ？」　女児は母親を指差す。

私「おててぱちぱちして」　女児は手をたたく。

私「パパのズボンはどれ？」　女児は自分のパンツを触る。


その後、絵本を見せながら、動物や果物の名前を言うと、正確に指差しをしました。にんじんが３本書かれている絵を見せながら、「にんじん何本？」と聞くと、にんじんを順に指差しながら「１つ、２つ、３つ、４つ」と、１本多いのですが声を出して数えることができるのです。

療育施設には週４回通っており、来年の４月からは幼稚園を考えているとのこと。この女児も動画に撮りながら、いろいろ質問をすると、正確に答えます。

両親に「自閉症スペクトラム障害の子どもは、親から見ても、意思疎通や感情のやり取りがうまくいかないといった印象を持つことがあるのですが、お子さんとの間にそうした感情交流の壁を感じたことがありますか」と聞くと、そんなことはない、という答えが返ってきました。

こだわりや感覚過敏はなく、ご両親による発達スクリーニング検査の結果では、今回は正常発達域に入っていました。

M‐CHATのようなチェックリストを使用したかどうかはわかりませんが、言葉の発達が少しゆっくりである以外、自閉症スペクトラム障害の幼児によく見られる、視線が合わない（顔の参照がない）、指差しをしない、名前を呼んでも返事をしない、などの行動特徴が見られないのです。

複数の専門家による観察時に、親も同席したというので、「どのような行動が、自閉症スペクトラム障害を思わせる症状と言われましたか？」と聞いてみました。

「観察室の中で、指示を出しても聞かなかったこと」が、診断の理由の一つだったそうです。この女児には多動傾向があり、私が観察中にドアを開けて外に出そうになったりしました。そしてその時に親が「○○ちゃん行っちゃだめ」と言っても、聞かずに出ていってしまいました。そしてドアのガラス戸から、こちらを見て手を振っているのです。気持ちがのれば、大人の問いかけや指示に従うけれど、気持ちが他に行くと指示に従わない、という行動は多動の子どもによく見られる行動として十分に理解できるのです。

「気持ちがこちらに向く」ことを英語ではアテンド（attend）する、と言います。そしてそうした構えがあることをアテンド性（attentiveness）があると表現しますが、このアテンド性のなさが自閉症の特徴なのです。アテンド性のなさは、自閉症の中核的な症状である、社会的想像力（social imagination）に相当します。自閉症の子どもは常時、誰に対してもこのattentivenessが見られないのですが、この女児には、それがあるのです。

私の見立ては、やや多動傾向と言葉の発達がゆっくり（標準より遅いが、病的な遅れではない）している女児となります。

偶然の一致かもしれませんが、事例2、3、4は、同じ医療センターで自閉症スペクトラム障害という診断を受けています。

私が短期間に経験した10数名の過剰診断のうち3例が、同じ医療機関であるということから、こうした過剰診断がこの医療機関に特異な事例であって、日本全体では希《まれ》なことであればよいのですが、他の10例近い事例は別の医療機関で診断を受けているので、その仮説は成り立たないでしょう。

誤診・過剰診断はなぜ起こるのか？

なぜこのような誤診・過剰診断が起こるのでしょうか。推測でしかありませんが、いくつかの要因が考えられます。

一つは、自閉症のスペクトラム障害の行動評価スケール（M‐CHATなど）の結果をそのまま診断として捉えるという、チェックリストの意味の理解が不十分であったことでしょう。前述のように、こうしたチェックリストは有用ですが、そこで自閉症のリスクが高い得点を得たとしても、それが正しい確率は50％前後なのです。チェックリストでハイリスクと判定された場合は、時間をおいて再度チェックすることで、診断の確率が上がることが調査によって明らかになっており、複数回チェックを行うことが推奨されています。

チェックリストの最大の利点は、短時間でスクリーニングできることです。

自閉症を始めとした発達障害のある子どもは多く、専門の医師や医療機関が不足しています。評判のよい専門の医療機関では、予約しても実際の診察が1年先、というような事態も起きています。私の外来でも、4ヶ月先まで予約が埋まっています。私が大昔に勤務したことのある有名な療育センターから、私も含めた発達障害を診る医師たちに、向こう2年間新患を紹介しないでほしいというハガキが届いています。皆さんは「なんだ、上から目線の冷たい医療機関だな」と思われるでしょうが、日に日に予約患者のリストが長くなり、最も早くても1年以上予約が先になってしまうことへの、臨床医としての良心から出た苦渋の判断であると思っています。

一日によりたくさんの新患を引き受けなければならず、1人の患者さんに割ける時間が短くなってしまったなどの事情が、チェックリストによる診断につながっているのではないでしょうか。

もう一つの可能性は、自閉症スペクトラム障害という診断名にあるのではないか、と考えています。これまでに複数の小児神経科ないしは児童精神科の医師に、私が過剰診断の事例について話をしていた時に、「スペクトラム（連続体）という広がりを示す診断名なので、基準のすべてが揃《そろ》わなくても診断してしまう傾向があるかもしれない」と自らの診療姿勢について語っていました。スペクトラムという診断名がついていますが、DSMの中には診断に必要な基本症状の数がきちんと書かれており、スペクトラムであるからそれらを満たさなくても診断してよい、といった規定はありません。

しかしこうした可能性を考慮しても、「はじめに」の男児のように、「重度自閉症」という誤診は説明できません。一人の患者さんの誤診をもって、その医師の能力を云々《うんぬん》するのは気が進みませんが、一部では発達障害の診療に携わる医師の質の低下があるのかもしれません。

アスペルガー症候群の誤診・過剰診断

新しいDSM－5（2012年）の診断基準の中では、アスペルガー症候群は自閉症スペクトラム障害に包含されました。しかし、アスペルガー症候群という診断名はいまだに一般的に使われています（2012年以前にアスペルガー症候群という診断を受けた人は、そのまま使い続けてもかまいません）。それはなぜかというと、DSM‐5では、言葉の遅れが目立たず、知的障害のない自閉症スペクトラム障害はアスペルガー症候群にあたるとして、その診断名を取り下げたからです。

アスペルガー症候群が今でも広く知られる背景を、その診断名の歴史とともに見ていきましょう。

先にも触れたように、アスペルガー症候群という診断名は、ハンス・アスペルガーが論文に発表して40年近くたってから、ローナ・ウィングによって再発見されました。1944年に発表されたアスペルガー症候群の最初の論文はドイツ語で書かれており、また発表された時はまだ第二次世界大戦が終わっておらず、ドイツ語圏の一部の医師の間でしか知られていませんでした。日本では偶然に、戦後すぐアスペルガー教授の研究室に、平井信義先生という日本の小児科医が留学していたため、ローナ・ウィングが再発見する前から、精神医学の領域で知られていました。アスペルガー自身が自分の経験した4例を、カナーの自閉症の特異なタイプと思っていたために、自閉症を「カナータイプ」と「アスペルガータイプ」と分類していた時期もありました。

不勉強であった私や私の友人の小児科医も、自閉症は言葉の遅れを必須条件と見なしていたために、1980年以降英語の文献でアスペルガー症候群という名前で再輸入されるまで知りませんでした。

その後、知的障害があり、言葉の遅れが見られる子どもは自閉症、知的障害や言葉の遅れは目立たないが、他人の意図が理解できず、集団になじめない、そして極端なこだわりのある子どもは、アスペルガー症候群という診断名が与えられるようになりました。

典型的な自閉症では、こだわりは、実用的でない強い習慣（通園・通学路が違うとパニックになるなど）や単純なものに向けられていましたが、言葉の遅れのないアスペルガー症候群では、やや語弊がありますが「おたく的」な趣味を持つことが多く、その症状もかなり異なります。私が経験したアスペルガー症候群の成人男性は、日本のバスに関心が強く、1年に1回開かれるバス車両の展示会に参加することが、最も重要なライフイベントになっています。ある年、台風でその展示会が流れたあとは、仕事も手につかないうつ状態になってしまったほどです。彼の部屋には日本国内のバスの模型が大きな棚いっぱいになっていました。また別の成人男性は、自分の頭の形がおかしいと信じており、多くの病院で検査してもらったレントゲン写真やCT写真をいつも持ち歩き、異常がないことを説明しても、しばらくするとまた受診するということを繰り返していました。

自閉症に対しては、なにを考えているかわからない、あるいは急にパニックになるなど、社会の中に様々な偏見があったため、アスペルガー症候群という診断名が広がったということもあるでしょう。

現在のような症状の大きな広がりを持った自閉症スペクトラム障害という概念がなかったために、それまで対人関係の困難はありながら、自閉症の中核症状であるとされていた言語発達の遅れの目立たない子どもに対して、自閉症ではなくアスペルガー症候群というかっこうの診断名が当てはまる、ということで、アスペルガー症候群という診断名をつけることが一気に増えたのです。アスペルガー症候群という耳新しい診断名に対しては、当時は社会的な偏見があまりなかったことも影響していたと思います。

私はアスペルガー症候群の啓発書を出版していたこともあり、様々な職種の方の講演会に呼ばれました。大人の精神科医を対象にしたアスペルガー症候群の講演会で、参加していた複数の精神科の医師が「これまで統合失調症と診断していた、非典型の患者さんの診断名を、アスペルガー症候群に変更したい」と仰ったこともあります。

アスペルガー症候群の診断基準は、やや乱暴ですが、自閉症の診断基準から言葉の遅れと知的障害を除いたものです。しかしそれではわかりにくいので、DSMとは別の独自の診断基準を提案する研究者も出てきました。スウェーデンの自閉症研究の大家であるクリストフェル・ジルベリもその一人です。

こうした一種のブームの中で、さらに、アスペルガー症候群という診断名に対する社会的な見方が大きく変わる３つの契機がありました。

その一つは、次章で詳しく述べますが、２００２年に文科省が行った全国の小中学校児童・生徒の中の発達障害の頻度（有病率）調査の結果の公表でした。知的障害や言葉の遅れのない通常の学級の児童・生徒の約１％が、知的障害のない高機能自閉症あるいはアスペルガー症候群であることが明らかになったのです。

この調査結果の発表は、もちろん教育界に大きな衝撃を与えましたが、通常の学級に注意欠陥多動性障害や知的障害のない高機能自閉症やアスペルガー症候群の子どもがいるという事実を知り、社会一般にも大きな反響を呼びました。

その結果、学校や職場の中で、人間関係がうまく築けずにいる人がいると、「あの人（子）は、アスペルガー症候群ではないか」とかそのような特性のある人のことを「アスペ的」と言ったりする風潮が生まれたのです。小児科医である私のもとに、自らアスペルガー症候群ではないかと疑ったり、職場の上司から人付き合いが下手だと言われたという理由で、受診する大人が増えました。もちろん、そうした人の大部分は、アスペルガー症候群ではなく、単に人付き合いが苦手という人たちでした。いわば、社会を挙げてアスペルガー症候群に関心が向けられたのです。

また、知的障害のない自閉症である高機能自閉症とアスペルガー症候群の差はほとんどありません。高機能自閉症では、幼児期に言葉の遅れがありますが、アスペルガー症候群ではそれがありません。しかし高機能自閉症の青少年は、言葉の発達が進み、アスペルガー症候群と区別できなくなる、と言われていました。自閉症という名前の持つイメージを払拭《ふっしょく》するために、高機能自閉症の代わりにアスペルガー症候群という診断名が好んで使われたのです。

しかし、アスペルガー症候群という診断名が隆盛を極めた時代も長くは続きませんでした。マスコミ報道だけからでは真偽は判定できませんが、アスペルガー症候群の人が、様々な犯罪の容疑者としてマスコミを賑わせるようになったのです。

はっきりとした動機や理由のわからない犯罪報道があると、人には説明可能なシナリオを求める習性があるのかもしれません。容疑者に、耳慣れない特徴、例えばアスペルガー症候群の診断があると、それに飛びつくのです。そしてアスペルガー症候群という診断名は、不可解な動機を説明するかっこうの対象になりました。

たまたまアスペルガー症候群の人が、罪を犯した時に、その犯罪の動機や行為の中に、アスペルガー症候群の思考特性が反映していた可能性はあるかもしれません。しかし、重要なことは、アスペルガー症候群の人が、そうでない人より罪を犯しやすいという信頼するに足るデータが、私の知る限りないことです。ニュースなどで「容疑者はアスペルガー症候群」と報道されれば、その部分が人々の記憶に残ってしまうのです。

真実がどこにあるのかはおいておくとして、このような報道によって、多くの人の中で、アスペルガー症候群と犯罪が結びつけられてしまった可能性は高いでしょう。そしてかつての自閉症に続き、アスペルガー症候群という診断名が繁用された時代は終わりつつあるように思います。

診断名「社会的（語用論的）コミュニケーション障害」の出現

対人関係が苦手であるだけで、アスペルガー症候群と言われたり、「アスペ的」といった言葉で呼ばれる人が増えたことが、DSMの第5版（2012年）で新たな診断カテゴリーが生まれるきっかけとなりました。それは「社会的（語用論的）コミュニケーション障害」という新診断カテゴリーです。

やや細かくなりますが、その診断基準を次に示します。

社会的（語用論的）コミュニケーション障害は、アスペルガー症候群と似ていますが、異常なこだわりや動作の繰り返しなどの症状がありません。アスペルガー症候群と誤診されることが多い、とも書かれています。

「語用論」という耳慣れない用語がありますが、これは言語学で使われる用語

社会場面における
コミュニケーションスキル全般に
困難がある

1	挨拶や情報交換におけるその場面に適したコミュニケーションの使用が困難。
2	聞き手のニーズや欲する内容に対応したコミュニケーションの変更ができない。例えば教室と遊び場、相手が子どもか大人かによって、話し方を変えたり、過度に丁寧な言葉遣いをやめるなど。
3	会話や説明の話し方のルールに従う事ができない。例えば交互に会話する事、誤解された時の言い換え、あるいは相互の関係を調整するための言語的・非言語的なサインの使用ができないなど。
4	明言されないこと（たとえなど）の理解の困難。例えば文字通りでない、あるいは曖昧な言葉（慣用句、ユーモア、暗喩など）の意味するものが理解できないなど。

社会（語用論的）コミュニケーション障害の
診断基準（DSM-5）（著者訳）

です。語用論とは、平たく言えば、言葉の使い方で、診断基準の4にあるように、比喩や反語的表現などの修辞法や、イントネーションなどによる表現のことです。

私たちは言葉尻を上げることによって、疑問を表したり、念を押したりします。「やる気ある↗」「一緒に行く↗」と語尾を上げれば質問や、念を押す意味になることはおわかりだと思います。こうした語用論的な表現の理解が困難で、字面通りに受け取ってしまうことが多い人は、よくKYさん（空気読めない：Kuuki Yomenai）と言われますが、それに似ています。空気が読めないことはアスペルガー症候群の人に見られる特徴ですが、それだけではアスペルガー症候群とは言えないのです。

DSM-5でなぜこの新カテゴリーが加わったのか、その経過は知りませんが、たぶんアスペルガー症候群という診断名が、厳密に診断基準に従わずに安易につけられていたことへの反省が背景にあると思われます。

過剰治療

過剰検査や過剰診断については、以前から私の悩みの種でしたが、最近「過剰治療」もあるのではないかと、新たな悩みが増えました。

もちろん、誤診・過剰診断があれば、その診断のもとに治療が行われるわけですので、過剰治療になります。しかし、今回私が心配している過剰治療は、それとは少し様相が異なります。

それは、ある発達支援センターで相談に来られるお子さんのこれまでの経過の中から明らかになりました。発達障害を専門とするある医院での診療経過（診断、治療）を、支援センターの心理相談員が聞き取った問診票が、「えっ」と目を疑うようなものだったのです。それも、１回きりではなく、何人もの子どもが、ほぼ同じ診断名と服薬内容で紹介されてきているのです。診断名は「自閉症スペクトラム、アスペルガー症候群、注意欠陥多動性障害」です。自閉症スペクトラム障害と注意欠陥多動性障害は併存（合併）することがありますので、この２つが同時に書かれていてもおかしくありません。問題は、自閉症スペクトラム障害とアスペルガー症候群が併記されていることです。

たまたま、あるお子さんの診断に医師の不注意で、この2つを併記してしまったのかもしれないと思いましたが、同じ医院にかかっている複数の子どもが、この3者併記の診断名がついているのです。よいたとえではないかもしれませんが、診断名に「脳血管障害」と「脳梗塞」を併記するようなものです。

しかしこの医院にかかっている子どもの問診票でもっと驚いたことは、こうした子どもにおしなべて「コンサータ、リスパダール、エビリファイ」という3種類の薬が処方されていることです。コンサータは注意欠陥多動性障害の薬ですし、リスパダールとエビリファイは自閉症スペクトラム障害に使用される薬です。通常はどちらかを処方します。併用することも誤りではありませんが、この医院では、私が診察した数名にはすべて同じ診断名（3つ）をつけ、最初からこの3種類の薬を処方していたのです。さらに、この数人の子どもは、その後の診察の結果ほぼすべて過剰診断と思われ、自閉症スペクトラム障害という診断はできませんでした。つまり不必要な薬が投与されていたのです。

第4章

併存・合併・二次障害による困難

発達障害の二次障害

これまで発達障害が一般に知られるようになって生じた、発達障害という名称への誤解と、医療現場での誤診・過剰診断について述べましたが、発達障害を構成する注意欠陥多動性障害、自閉症スペクトラム障害、そして学習障害には、診断や診療を困難にする別のある事情があります。それは、併存、合併が極めて多いことです。

併存と合併の違いを簡単に説明しましょう。併存とは、一つの障害だけではなく、他の障害が最初から一緒に存在する状態のことです。例えば注意欠陥多動性障害は、他の併存障害が極めて多い障害であることがわかっています。注意欠陥多動性障害は、発達障害を構成する自閉症スペクトラム障害や学習障害が同時に存在することがよくあります。日本では英語圏ほど文字の読み書きが困難な学習障害は多くないのですが、学習障害の多い英語圏では、注意欠陥多動性障害の子どもの3人に1人は、学習障害もある（併存している）ことが報告されています。そうした併存障害のない、純粋な（変な表現かもしれませんが）注意欠陥多動性障害は、全体の３分の１くらいであるという報告さえあります。つまり、注意欠陥多動性障害のある子どもの３人に２人は、他の障害が併存しているのです。

合併は、併存と異なり最初は一つだけだった障害が、その障害による様々な困難のためにあとから発症するもののことを言います。例えば注意欠陥多動性障害の行動特徴のある子どもは、その行動のために、親や教師から注意されたり、叱責されたりすることが多いだけではなく、友達からいじめられやすいことが知られています。結果として、褒められたりなにかうまくいって自己肯定感を抱くことが少なくなります。そうした状態が続くことによって、うつや不安障害、あるいは、社会のルールに反抗する行為障害（素行障害）が二次的に起こりやすいのです。表はアメリカで行われた大規模な電話インタビューの結果を示したものです。

この調査は、６歳から17歳の子どもがおり、調査に同意した６万１７７９家庭が対象です。調査ではまず子どもがこれまでに注意欠陥多動性障害という診断を受けたことがあるか尋ねるとともに、表に示した4つの障害の診断を受けたことがあるか尋ねたのです。

その結果5028家庭から、子どもが注意欠陥多動性障害の診断を受けたことがある（全体の8・2％）と回答がありました。この数値は有病率とも言い、アメリカで何回も行われた注意欠陥多動性障害の有病率（7％前後）とほぼ同じです。

表に書かれた4つの障害は、学習障害は併存障害、残りの3つは注意欠陥多動性障害の合併障害として知られているものです。表は注意欠陥多動性障害と診断を受けた子どもで、それぞれの併存・合併を持つ子どものパーセントです。

学習障害は英語圏で多く、子ども全体の7％前後と言われていますが、注意欠陥多動性障害の診断を受けた子どものうち、46％が学習障害だと言われています。

他の3つも、表に見られるように非常に高い数値が出ています。表の右側の

注意欠陥多動性障害と併存・合併障害の割合

n＝有効回答数

	注意欠陥多動性障害診断あり (n=5,028)	注意欠陥多動性障害診断なし (n=56,751)
学習障害	46%	5%
行為障害（非行）	27%	2%
不安障害	18%	2%
うつ	14%	1%

アメリカで行われた、6歳から17歳までの子どもがいる一般家庭を対象にした調査

出典：Merikangas, KR., et al. Prevalence and treatment of mental disorders among US children in the 2001-2004 NHANES. Pediatrics, 125:75-81, 2010.

数値は、注意欠陥多動性障害の診断を受けていない子どもの有病率です。単純に考えると、注意欠陥多動性障害と診断された子どもは、そうでない子どもに比して、有病率が学習障害では9倍、行為障害では13倍、不安障害では9倍、そしてうつでは14倍も高いのです。

こうした精神的な困難と、注意欠陥多動性障害の基本的な症状（不注意、衝動性）は、青年期から大人にかけて、失業、離婚、交通事故さらに自殺といった負のライフイベントにつながり得ることがわかっています。

併存障害と合併障害は、名前は似ていますが異なるもので、英語では併存障害はcomorbidity、合併障害はcomplicationとまったく別の呼び方をされています。また合併障害は、引き続いて起こるという意味で二次障害と呼ぶこともあります。

残念ながら、日本にはこうした注意欠陥多動性障害と診断された子どもの、併存障害や合併障害の有病率に関する広く一般の研究はありません。それでも、アメリカとの言語の違いによる有病率がもともと異なる学習障害はさておき、日本でもたぶん同様の傾向があるのではないかと推察します。

日本では、うつ病の子どもがかなりいると言われています。精神医学の雑誌で、子どものうつ病が特集されたことがありますが、不思議なことに注意欠陥多動性障害の子どもの合併症としてのうつ病については、ほとんど触れられていません。

注意欠陥多動性障害の併存障害としては、表にある３つの障害以外にも、てんかん、チック、発達性協調運動障害、双極性障害（躁うつ病）などが知られています。

自閉症スペクトラム障害、学習障害の併存障害、合併障害とは

自閉症スペクトラム障害や学習障害は、併存障害も合併障害も注意欠陥多動性障害とはかなり様相が異なっています。自閉症スペクトラム障害は、併存障害として注意欠陥多動性障害が多いのですが、最も多い併存障害は知的障害です。知的障害の併存率は高く、かつて知的障害のないアスペルガー症候群（現・

自閉症スペクトラム障害を含む）が自閉症と分けて分類されていたころには、自閉症の80％に知的障害が併存すると言われていました。現在は言葉の遅れを診断の必須症状としていた自閉症と、言葉の遅れや知的障害のないアスペルガー症候群を一緒にした、自閉症スペクトラム障害に統合されましたので、知的障害の併存率はこの値より少し低くなっているでしょう。自閉症スペクトラム障害の知的障害の併存率が高いことが、発達障害に知的障害が含まれると考える人がいる理由の一つになっています。

自閉症スペクトラム障害の併存障害で、次いで多いのが、てんかんです。てんかんは脳神経細胞が異常に興奮することによって、けいれんや意識消失（てんかん発作）が起こる病気で、100人から150人に1人見られます。ところが自閉症スペクトラム障害の子どもや大人の15％にてんかん発作が見られるのです。注意欠陥多動性障害の子どもや大人も、障害のない人に比べててんかんの有病率が高いのですが、自閉症スペクトラム障害ほどではありません。

発達障害は「個性や性格の凸凹」という言い方で、障害という診断名の持つ負のイメージを打ち消そうという見方をすることがありますが、てんかん発作のある自閉症スペクトラム障害は、やはり疾患のイメージが強く、個性や性格とは呼びづらい面があります。従来の自閉症（自閉症スペクトラム障害ではなく）の子どもを対象とした研究では、ほぼ50％の自閉症の子どもに、てんかんの特徴とされる脳波の異常が見つかったことも報告されていました。ただ、そうした脳波異常のある子どものうち、実際にてんかん発作が起こるのは3分の2の子どもです。

自閉症スペクトラム障害の合併障害は、注意欠陥多動性障害とはかなり異なります。まず、併存障害の表にあるような高頻度で起こる合併症は知られていません。また注意欠陥多動性障害に見られるような二次的な精神科的な障害は少ないのです。発達障害の啓発書やインターネット上では、ここに述べている意味での合併症の記載はあまりありません。厳密には併存障害である、知的障害、てんかん、あるいは注意欠陥多動性障害を合併症として記載しているものが多いようです。また、合併障害と近い意味を持つ二次障害として自傷行為、ひきこもり、不登校といった、独立した障害あるいは（精神）疾患ではない症状を挙げています。ただ、自傷行為や不登校は合併症あるいは二次障害というより、自閉症スペクトラム障害の主症状によって引き起こされる状態と言えるでしょう。

知的障害が軽いあるいはない、アスペルガー症候群あるいは高機能自閉症の青年や大人に見られる特徴的な症状に、被害念慮と呼ばれるものがあります。知的に高いアスペルガー症候群や高機能自閉症の人は、会話の中にある比喩や皮肉がよくわからないことがあります。そのために、社会関係における細かなニュアンスがつかめず、一人だけ浮いてしまうことがあります。そうしたことが度重なると、自分だけ理不尽に仲間はずれにされているという観念を強く持つようになります。それが被害念慮と呼ばれる心理状態です。

同じ発達障害に含まれていても、学習障害の場合はさらに状況が異なります。併存しやすい注意欠陥多動性障害があれば別ですが、学習障害は特異的な合併障害はありません。自閉症スペクトラム障害や注意欠陥多動性障害にも共通の、いじめや仲間はずれのターゲットになりやすいことから、不登校になりやすいといった傾向はあると思います。

以上をまとめると次にようになります。

①発達障害（注意欠陥多動性障害、自閉症スペクトラム障害、学習障害）には共通して併存障害が多い。

②合併障害は、注意欠陥多動性障害で多いが、自閉症スペクトラム障害や学習障害ではそれほど多くない。

③合併障害と時に同等の意味で使われる二次障害は、独立した障害というより、それぞれの障害の基本的な特徴に起因する様々な状態であり、不登校やいじめの被害者、大人では失職、離婚、交通事故など、発達障害のいずれかにかかわらず、日常生活や学校生活上大きな困難の原因となっている。

④併存障害と合併障害が多いため、発達障害の診断がより困難になり、それが

誤診・過剰診断や時にその逆の過小診断の原因になっている。

併存障害、合併障害はどのように発症するのか

ではどうして発達障害には、併存障害や合併障害が多いのでしょうか？

アメリカの調査報告に、注意欠陥多動性障害は、発達障害の中で最も合併障害の発症率が高く、それに併存障害を加えると、純粋な注意欠陥多動性障害の人は、3割程度と言われています。**併存障害は予防はできませんが、主症状があるために引き起こされる合併障害は予防が可能です。**そのため、注意欠陥多動性障害の合併障害のメカニズムを知ることは、患者を支援する上でとても重要です。

さて、**注意欠陥多動性障害の合併障害の発症メカニズムを考える上で重要な概念があります。それは自己肯定感あるいは自尊感情です。**厳密には自己肯定感と自尊感情は少し異なり、自己肯定感はある体験に伴う比較的持続の短い感情であるのに対し、自尊感情は一時点での経験にあまり左右されない感情です。

ともに英語ではセルフ・エスティーム（self-esteem）と言います。自己肯定感あるいは自尊感情は、自分には何らかの価値や力があるという感情です。高い自己肯定感は、ストレス耐性（レジリエンス）と強い相関があり、人生の様々な困難を乗り越えるために重要な心理状態です。

自尊感情を測定する時は、大人は、本人の気持ちをわかりやすい単純な文章にして答えます。世界中でよく使用される自尊感情の測定尺度に、ローゼンバーグの自尊感情尺度というものがあります。以下の10の質問に対して、４段階評定（強くそう思う４点、そう思う３点、そう思わない３点、まったくそう思わない１点）で答えて、その得点で自尊感情の程度を評定します。よく見るとすぐわかるように、項目のうち、１、３、４、７、10はポジティブな、２、５、６、８、９はネガティブな感情になっており、ポジティブな項目とネガティブな項目の回答を逆転したものを足して自尊感情の高さを測る仕組みです。

①私は自分自身にだいたい満足している

②時々、自分はまったくだめだと思うことがある
③私にはけっこう長所があると感じている
④私は、他の大半の人と同じくらいに物事がこなせる
⑤私には誇れるものが大してないと感じる
⑥時々、自分は役に立たないと強く感じることがある
⑦自分は少なくとも他の人と同じくらい価値がある人間だと思う
⑧自分のことをもう少し尊敬できたらと思う
⑨よく私は落ちこぼれだと思ってしまう
⑩私は自分のことを前向きに考えている

単純でわかりやすい質問に10回答すればいいので、世界中でよく使われます。日本人では平均が28点くらいになります。

心理研究の分野では、子どもは、このように自分の自尊感情を抽象的に表現

できないので、より実生活に即して、わかりやすく、研究者や親による質問や気持ちを表現する絵などを使った評定尺度が開発されています。

注意欠陥多動性障害の合併症は、低い自尊感情がその背景にあると言われています。注意欠陥多動性障害の診断基準に帰された症状を見れば、そのような行動特徴を持つ子どもや大人が、日常生活や学校生活、あるいは職場でつまずき、失敗し、仲間から軽視され、親、教師あるいは上司から注意や叱責を受けやすいことは容易に想像できます。

発達障害に含まれる３障害のある子どもが、親や教師ではなく、クラスメートの子どもから、いじめられたり、仲間はずれにされやすいことがアメリカのキンバリー・トワイマンという人の研究で明らかにされています。

表からわかるように、注意欠陥多動性障害（ＡＤＨＤ）、自閉症スペクトラム障害、学習障害の３障害とも、そうでない（定型発達の）子どもに比べて、統計的に有意に、いじめられた経験が多くなっています。仲間はずれについても同様です。

発達障害に含まれる3つの障害のある子どもは、その行動特徴のために、親や教師といった大人からも、同年代の子どもたちからも、いじめられたり仲間はずれにされることが多いのです。

自尊感情は、主に2つの要因によって上昇すると言われています。一つは、自分自身にとって重要な領域における成功体験です。背が高い、駆けっこが速い、成績がよい、ピアノがうまくひける、シールをたくさん持っているなど、その内容は十人十色です。もう一つの要因は、親や保育士、教師、友達などの他人からの褒め言葉、評価です。前者は自分自身でも判断できるので、必ずしも他人が関与しなくても成立します。友達からいじめられていても、自分にはなにか人に誇れるものがあるのだ、という自覚があれば自尊感情は上がるのです。一方後者は他者の存在が必要です。また、駆けっこで一等賞になれば、うれしく感じますが、そこに同級生の賞賛の声が加われば、自尊感情の向上は倍加するのです。

発達障害児は
いじめられやすい

	いじめられた	いじめる	仲間はずれ
定型発達 (n=73)	8.5%	9.1%	8.6%
自閉症 (n=32)	29.0%*	6.5%	42.9%*
ADHD (n=100)	29.2%*	12.5%	27.0%*
学習障害 (n=34)	24.2%*	30.3%*	18.2%*
その他の精神障害 (n=33)	21.2%	12.9%	21.2%*

n＝有効回答数

発達障害の子どもとそうでない
子どもがいじめられる確率（*＝定型発達との間に統計的有意差あり）

出典：Twyman, KA., et al. Bullying and ostracism
in children with special health care needs.
J Dev Behav Pediatr. 31:1-8, 2010.

発達障害に含まれる3つの障害とも、その行動の特徴から、いじめや仲間はずれになる確率が高いのですが、いじめや仲間はずれになる理由とそれに対する反応は異なります。

自閉症スペクトラム障害は、他人の意図理解が困難ですので、心理的ないじめや仲間はずれによる自尊感情の低下は比較的少ないと考えられます。もともと仲間に入ることが苦手ですので、仲間はずれにされることによる心理的葛藤は、他の2つの障害に比べて軽微であることが多いでしょう。

学習障害は、文字の読み書きが困難で、学習に関する行動の困難（あてられても音読できない、国語などの成績が悪い）はあるものの、他人の意図がよくわかるため、いじめに対していじめ返すこともできます。表を見ると学習障害の子どもは、いじめられることは多いのですが、同時に他児をいじめる行動が定型発達児より多くなっていることがわかります。

注意欠陥多動性障害の子どもは、学習障害の子どもと同じく、いじめられることが多くなっていますが、いじめ返すことは多くありません。いじめ返すためには、ある程度周到な準備が必要になります。どのような方法でどのようなタイミングでいじめ返したら効果的なのか「計画」することが、注意欠陥多動性障害の子どもにはうまくできないのです。

こうした3つの障害のいじめや仲間はずれ、あるいは大人や同年代の子どもからの叱責や非難に対する反応の違いが合併障害の種類や頻度に影響を与えているのです。

注意欠陥多動性障害に合併障害が多いのは、いじめや仲間はずれ、勉学における失敗が自分の評判に関わることを知っていても、それにうまく反駁《はんばく》できないところにあるでしょう。いじめや仲間はずれ、他人からの批判の感知力が低い自閉症スペクトラム障害や、他人のいじめなどへの感知力と、それに反駁する能力を持っている学習障害では、その分合併症が起こりにくいではないか、と推測しています。

合併症は、自尊感情の低下を下敷きとして、社会的な葛藤を乗り越えることが十分にできないという、負の体験に対する心理的な反応が土台となっているのです。

こうした推論は、ハーバード大学の医師ジョセフ・ビーダマンによる、注意欠陥多動性障害の症状を抑える効果のあるメチルフェニデート（商品名　リタリン、コンサータ）による治療効果によって支持されています。治療によって合併症の発症率が、2分の1から3分の1まで低くなるということがわかっています。

ビーダマン氏は、注意欠陥多動性障害と診断され、10年間メチルフェニデート（リタリン）を服用し続けた子どもと、服用しなかったかすぐに服用をやめてしまった子どもの、合併症の発症率（累積罹病率）を比較しました。その結果、非服用群に比べて服用群は、行為障害、強迫性障害（不安障害の一つ）、うつの発症率がそれぞれ被服用群を1とすると0・33、0・45、0・35となることが明らかになったのです。つまり、注意欠陥多動性障害の薬による治療は、症状を軽快させることによって、合併障害の発症を抑えることができるということなのです。

一方で、注意欠陥多動性障害の子どもに薬を投与することに批判的な意見もあります。その中には、注意欠陥多動性障害の症状は子どもらしさの表れであり、それを人工的に抑えることに対する批判もあります。私はそうした批判に対しては、このビーダマンらの研究にあるような、将来の合併症の発症を明らかに低減することができるという事実を示すことにしています。

第７章で述べますが、大人の注意欠陥多動性障害の二次障害として知られている自殺についても、薬による治療によってその発生頻度を大幅に下げることができます。

発達障害の患者が後天的に起こる二次障害によって、最悪の場合、その命を絶つこともあるということを、もっと多くの方に知っていただきたいです。

併存障害のなぜ？

合併障害は、もとの障害による様々な逆境経験や自尊感情の低下が下敷きになり、不安障害やうつが発症する、という比較的わかりやすい仕組みで説明できますが、併存障害はどうでしょうか。

自閉症スペクトラム障害と注意欠陥多動性障害、注意欠陥多動性障害と学習障害はその併存率が高いことで知られています。またてんかんが自閉症スペクトラム障害の併存障害として多いことは前にも書きましたが、注意欠陥多動性障害でもてんかんの併存が多いのです。

併存障害があることの理由として、説得力のある説明があります。それは発症に関連する遺伝子が、併存障害の間で共通しているということです。

どうして発達障害間での併存障害が多いのかという謎については、現在でも専門家の間で様々な研究が行われています。最近アジアで行われた神経学の学会でも、併存の多さが問題になりましたが、多くの研究者は、自閉症スペクトラム障害や注意欠陥多動性障害が、その原因となる多数の遺伝子（自閉症スペクトラム障害では80程度の遺伝子が関与しているだろうという報告もありました）の一部を共有していると考えています。

注意欠陥多動性障害と
チックの遺伝子

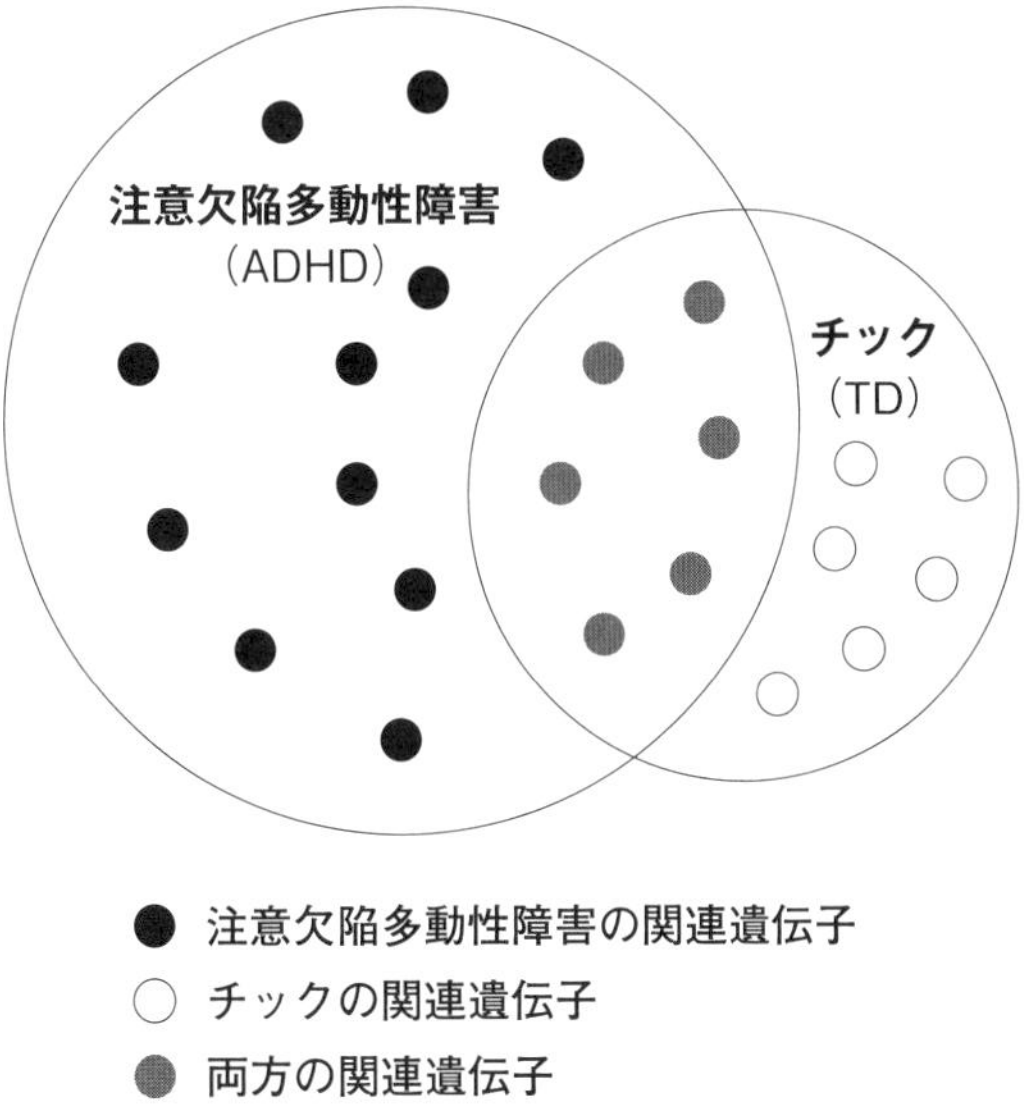

注意欠陥多動性障害とチックの遺伝子は
重複していると考えられる

出典：Selkowitz, M.　ADHD Oxford University Press 2009

注意欠陥多動性障害とチックがなぜ併存することが多いのか図で示します。ＴＤはチックのことですが、注意欠陥多動性障害とチックの原因遺伝子が重複していることを示しています。

第5章
発達障害は増えていない？

発達障害の増加と有病率

発達障害のことが語られる時に、枕詞と言ってよいほどお目にかかるのが、「最近増加している」という表現です。日本中の小中学校の通常学級の子どもを対象とした文科省の調査では、子どもの発達障害の有病率は6・5%と言われています。文科省の調査は10年間隔をおいて2回（2002年、2012年）行われており、1回目の調査では6・3%、2回目は6・5%という結果です。この文科省の調査には有病率の調査としていくつか課題があります。

まず、調査対象が通常学級であるということです。説明するまでもありませんが、特別支援学級や学校は除外されているために、主に知的障害のある自閉症スペクトラム障害の子どもが算定されていません。

もう一つは、教師がチェックリストをもとに、発達障害の診断を行っているということです。いつも生徒を見ている教師による診断が、専門家である医師より劣っていると断定するわけにはいきませんが、実際に世界中で行われている発達障害の有病率の調査は、専門家である医師や心理士が判定する場合が多いのです。

それでもこの文科省の調査は、日本全国の３７０の小中学校に在籍する４万１５７９人の児童生徒を対象としており、対象数の少ない他の調査に比べて実態をより正確に反映していると思われます。

そうした課題もある調査ですが、内容を少し細かく見てゆきましょう。自閉症スペクトラム障害を有する子どものチェックポイントは、「対人関係の乏しさ、制限された反復的行動や対象」に関する行動特徴です。そうした行動特徴を持つ児童生徒は０・８％であったと報告されています。注意欠陥多動性障害は、「不注意あるいは多動衝動性」に合致する行動特徴をチェックリストで確認し、２・５％の児童生徒が相当していました。学習障害については、ＤＳＭの診断基準である、読みと書きに困難がある児童生徒は２・５％ですが、言葉の理解や推論、そして計算が困難な児童生徒も含めると４・５％とかなり高い有病率となっています。

この文科省の調査は、教育界だけではなく社会全体に大きな衝撃を与えました。通常の学級に通う児童生徒の6・3%に、発達障害の3つの障害のいずれかの特徴がみられるというのです。6・3%という率は、16人に1人という計算になり、平均生徒数が30数人の1クラスに2人もいることになります。

しかしながら、文科省の調査は、特別支援学級や学校が含まれておらず、通常学級を対象とした調査であったために、知的障害を持つ児童生徒は含まれていません。従来の子どもの障害概念の中心であった知的障害や、肢体不自由を有する子どもを含んでいないという意味で、当初はこの6・3%の子どもの障害を「軽度発達障害」と名づけました。しかし、そもそも発達障害の診療には、重度、中度、軽度といった重症度で分ける概念がありません（自閉症についてはは第5版のDSMで重症度の程度分けが示されていますが、専門家の中にも反対意見があり使われていません）。

知的障害や肢体不自由のある子どもを含めた場合、その数値はもっと高くなると思われます。調査の対象によって、その数値が示す意味は変わってくるのです。

有病率の高さの社会的インパクト

本書の冒頭で述べましたが、現在の発達障害という概念が一般に普及する前は、子どもの障害の中心的存在は、知的障害と肢体不自由でした。知的障害の評価と診断は主に、同世代の子どもを対象に行った検査の点数をもとに算定する知能テストによって行います。わかりやすく言えば、偏差値のようなものです。知能テストにはいくつも種類がありますが、一番よく使用されるのはWISCと呼ばれるもので、これはWechsler Intelligence Scale for Childrenの頭文字をとったものです。その年齢の子どもの知的発達の中央値（平均とほぼ同じ意味）を１００として知能指数（ＩＱ）が示されます。知的障害は知能指数がおおむね70以下の場合を言いますが、子ども全体の１・５〜２％がこれに該当します。肢体不自由児は、脳性麻痺や筋ジストロフィーなどの病気で歩行や手の使用に困難がある子どもたちですが、これは知的障害より少なく０・１％くらいです。

２００２年の文科省の調査があるまで、一般の人は子どもの障害と聞くと、知的障害や肢体不自由と、視覚・聴覚障害を思い浮かべていたと思います。平成17年度の特別支援学級（学校）に在籍する小学生数を見ると、知的障害6万6720人、知的障害を伴う自閉症6万4385人、肢体不自由3286人、視覚障害（弱視も含む）407人、難聴1075人となっており、合計すると13万5873人で、小学生全体（643万人）の2・1％にあたります。そこに一気に6・3％の児童生徒が、特別な支援を要する子どもとして新たに加わったのですから、教育界だけでなく社会全体が驚愕したのも当たり前です。

発達障害が増えた、という感覚を多くの人が抱くようになった第一の理由は、発達障害と従来の（古典的な）障害の違いについての認知が十分に進んでいなかったことにもあるでしょう。

文科省は、この調査結果を受けて、全国の小中学校に対して、学校内に特別支援を要する児童生徒とその親への支援を担当する「特別支援教育コーディネーター」を置き、また校長を議長として在籍する発達障害を有する児童生徒への適切な対応について検討する「校内委員会」を設置するように通達を出しました。文科省を責めるつもりはありませんが、２００６年までに定員増などの措置なしに、こうした学内体制を作り上げることを要請された教員の皆さんの苦労は並大抵のことではなかったと思います。

そして、１９９０年代から発達障害についての医学的な関心を深め、発達障害についての一般書を書いていた私のもとに、全国の学校や教育委員会からの講演依頼が急増したのもこのころです。年間50以上の講演依頼があったことをなつかしく思い出します。

教育現場における気づき

２００６年ごろから、発達障害についての一般的な理解の広がりに先行して、教育現場では発達障害に対する認知が急速に進みました。私のような発達障害を専門とする医師や心理の専門家が招かれ、発達障害の啓発を行う講習会や講演会が全国で行われました。

小中学校だけでなく、保育園や幼稚園でも、発達障害、特に自閉症スペクトラム障害や注意欠陥多動性障害を有する幼児の早期発見やケアについての知識の重要性が広まりました。私も自閉症スペクトラム障害や注意欠陥多動性障害の幼児を「気になる子」という名称で呼び、保育士や幼稚園教諭にその特徴を説《と》いて回りました。

教育界全体が、発達障害という新しい、そしてクラスに2人以上の対象児がいるという普遍的な課題に取り組んだのです。

その結果、子どもの性格や育て方のせいにされることの多かった気になる行動が、注意欠陥多動性障害や高機能自閉症、あるいはアスペルガー症候群の行動特徴として見いだされる機会が増えたのです。

私の外来に、保護者ではなく保育士や教師から勧められて受診する親子が増えたのもこのころでした。

こうして、子どもの気になる行動が、もしかすると発達障害の症状なのかもしれないと心配になった親や教員が、子どもの受診を勧めるようになったのです。私が子育て中の親や教員を対象にした講演会で、気になる子どもの特徴として掲げた症状は次のようなものです。

●指示がうまく通らない
●集団に入れない
●集団行動ができない
●衝動的な行動が多い
●生活習慣が身についていない
●社会的ルールが身についていない
●社会的なサインが理解できない、発信できない

もちろんこうした行動の特徴があったからといって、自閉症スペクトラム障害や注意欠陥多動性障害であるというわけではありません。しかし、これらの行動特徴は、この両方の障害を有する子どもによく見られることは間違いありません。

自閉症スペクトラム障害、注意欠陥多動性障害、学習障害の有病率は本当に増えたのか？

文科省の調査の数字について、自閉症スペクトラム障害、注意欠陥多動性障害、学習障害に分けて見てみましょう。

発達障害の増加については、保護者や教師が発達障害の行動特徴についての知識を持つようになり、従来は医師にかからなかった子どもが受診するようになったことで説明できるでしょう。発達障害の専門家の間でも、同様の考え方が支持されています。

つまり、発達障害を有する人の実数は変わらないが、診断率が上がることによって、見かけ上その数値が増加したということです。

しかし有病率を見てみると、純粋に発達障害を有する人の割合が増えたとは言えないことがわかります。

発達障害の3障害の中で、近年増加していると言われているのは、自閉症スペクトラム障害だけです。

注意欠陥多動性障害については、現状のデータでは、その増減を正確に確認することはできません。文科省の調査が出るまで、有病率の数値で信頼できるものがありませんでした。日本に限って言えば、医療の現場での認知が進んだのはたかだか１９９０年代であり、それ以前はごく一部の医師以外には、ほとんど認知されていませんでした。

アメリカでは昔から注意欠陥多動性障害の社会的理解が進んでおり、疫学的研究が行われていますが、１９８０年と１９８６年の診断基準の変更と、症状以外に決め手となる検査法がなく、増えたかどうか確認するのが難しいのです。

それでもこれまでに発表された注意欠陥多動性障害の疫学データから、その増減を検討したブラジルの研究者のものがあります。ギリュルメ・ポランクジックによる最近（２０１４年）の調査では、ここ30年間注意欠陥多動性障害の有病率は増えていない、という結論が示されています。ポランクジックは、これまでに世界中で行われた注意欠陥多動性障害の有病率に関する１５４編の論文の精査を行いました。従来の有病率の研究結果は、調査方法、使用した診断基準、調査国、対象時年齢、調査年によって大きなばらつきがありました。それらをメタアナリシスという比較方法を使って詳細に検討した結果、調査国や調査年によるばらつきは、すべて方法論や診断基準によって説明できると結論づけ、調査年による有病率の検討を加味すると、近年になって増加しているという事実はないことを明らかにしています。

学習障害については、その定義について専門家の中でも意見がまとまっておらず、有病率の考え方にも諸説あるのが現状で、当然のことながら過去の有病率と現在の有病率を比較することはできません。

日本で唯一過去の有病率のデータがあるのは自閉症スペクトラム障害です。

本当に発達障害は増えたのか？

自閉症スペクトラム障害について、先ほど「有病率は増加していると言われている」と述べましたが、医学の分野では、そのことについてまさに議論がなされているところです。

精神疾患の診断と統計マニュアル（ＤＳＭ）には、診断基準だけでなく、その障害の有病率についての情報も記載されています。

２０００年に改訂されたＤＳＭ‐Ⅳ‐ＴＲ（１９９４年に発刊された第４版のＤＳＭ‐Ⅳの診断基準は変えずに障害の説明文に改訂を加えたもの）では、自閉症（まだ自閉症スペクトラム障害という名称は使われていません）の有病率の項には、中央値は１万人に５人（０・05％）と書かれています。しかし２０１２年に発刊された最新版（第５版）のＤＳＭ‐５（第５版からローマ数字ではなくアラビア数字で表すことになっています）では、「約１％に達する」と有病率が20倍と大幅に上昇しています。ＤＳＭ‐５が発表される少し前にアメリカで行われた子どもの自閉症の有病率は１・１％（Kagan）でしたが、その後もより高い有病率が報告されています。アメリカの疾患予防管理センター（Centers for Disease Control and Prevention: CDC）は、アメリカの最新の自閉症スペクトラム障害の有病率を１・68％と報告して注目されました。

では日本での自閉症スペクトラム障害の有病率の変化はどうでしょうか。幸運なことに、日本における自閉症の有病率の変遷を確認することのできる研究があります。１９８３年に愛知県の豊田市で、乳幼児健診の機会を利用して、市内のすべての子どもを対象に自閉症の有病率が調べられました。ある地域に住んでいるすべての子どもを対象とする調査は、悉皆《しっかい》調査と呼ばれ、有病率の算定の最も確実な方法です。その結果、子どもの自閉症の有病率は0・16％であることがわかりました。この調査結果は英語で発表されました。

当時、世界中で信頼されていた自閉症の有病率は0・05％であったために、この結果は世界中の自閉症研究者や医師に大きな衝撃を与えました。まだ駆け出しの医師であった私は、日本に招待されたアメリカの自閉症研究者が講演の中で、「すごい研究結果が日本から出てきた。自閉症は今まで思っていたよりずっと多い障害だ」と言うのを聞いたことを覚えています。これと同じ研究者が１９９６年に、同じ豊田市で同じ方法で、再度自閉症（スペクトラム障害）の有病率を調査しました。その結果は驚くべきものでした。

自閉症（スペクトラム障害）の有病率は、10年間でほぼ11倍の１・81％という結果だったのです。この数値は、アメリカのＣＤＣの結果とほぼ同じです。豊田市の２つの調査は、調査した地域と調査者が同じですが、診断に使用した診断基準が異なっていました。最初の調査はＤＳＭ‐Ⅲ（１９８０年）、後の調査はＤＳＭ‐Ⅳの診断基準でした。そしてこの研究者の結論は、自閉症の有病率が増えたのは、自閉症の乳幼児が増えたのではなく、診断基準と、乳幼児健診のシステムが変わったことによる、というものでした。

世界中の多くの研究者の意見も同様で、この見かけ上の有病率の急増は、診断基準の変遷や自閉症の障害概念の社会的理解が広がったことで説明できると考えています。

自閉症の有病率の急増を、診断基準の変更や自閉症の社会的受容が原因であり、自閉症が本当に増えたのではないと推論する大きな理由として、その遺伝性が挙げられます。自閉症の真の原因は現在でも不明ですが、遺伝子が関与していることについては、ほぼすべての世界中の研究者の間で意見が一致していると言ってよいでしょう。「ほぼすべて」としたのにはわけがありますが、そのことについてはあとで説明します。

自閉症は母原病？

1943年に自閉症がレオ・カナーによって報告されて以来、その診断や原因について、たくさんの研究が行われてきました。

自閉症の診断については、レオ・カナー自身が提案したものではなく、当初は多くの研究者が独自の診断基準を提案していました。しかし、診断基準が異なると、診断や治療についての国際的比較研究ができません。診断基準を統一しようという努力の中で、DSMやICDによる診断基準が策定され、研究の進歩によって適宜改訂されてきました。

自閉症の原因についても同様で、初めて報告したレオ・カナー自身は、生まれた時から一人でいることを好むなどの特徴から、生まれつき（現代風に言えば、遺伝子が関与している）の障害と捉えていました。カナーの論文には、「生まれてからすぐ一人きりであるという特徴からは、初期の親子の関係性によって全体像を説明することは難しい」と書かれていました。

現在でこそ、自閉症スペクトラム障害の原因が、母親の子育ての失敗によるなどと信じる人はいないと思います。前述のように１９４３年にレオ・カナーは、自閉症は生まれつきの障害であると考えていました。しかし、１９６０年代には、自閉症の原因についての精神医学的心理的研究が進む中、自閉症の原因は母親の育児の仕方にあるという考え方が、広く信じられるようになってきました。この考え方の発信源は、第二次世界大戦後ナチスの強制収容所から生還し、アメリカに迎え入れられた心理学者（精神分析）ブルーノ・ベッテルハイムです。ベッテルハイムは、自閉症の子どもと母親の間の愛着関係が弱いことに着目し、子どもと愛着関係を結ぶことの下手な「冷たい」母親が、子どもの自閉症の原因となるという説を提唱したのです。冷たい母親にベッテルハイムは「冷蔵庫マザー」と名づけました。

ベッテルハイムは、冷たい母親から子どもを引き離すこと（parentectomy：親子切り離し）によって治療を行いました。その効果については、現在は疑問視されていますが、ベッテルハイムの理論は当時の著明な心理学者や医師からの賛同を得ました。

動物行動学の研究でノーベル賞を受賞したニコ・ティンバーゲンや著明な小児科医のドナルド・ウィニコットもベッテルハイムの考えを支持した一人です。ティンバーゲンは自閉症の子どもを抱きしめるHolding Therapyを提案しますが、接触を嫌うことの多い自閉症の子どもの忌避反応を強めてしまうこともあったようです。ウィニコットは、子どもの情緒発達や子育てに関する著書や、子どもにとってのぬいぐるみの意味を解明した移行対象という概念などで有名です。ウィニコットは、乳児期の子どもの不安に対する母親の対応が不十分であったことが、自閉症の原因だと考えました。

過去の人物を現在の知識をもとに批判することはフェアではありませんが、自閉症と診断された子どもを持つ母親の集会で彼が話した内容は、それを聞いた母親の気持ちを察すると心が痛みます。１９６６年の講演「自閉症と統合失調症」では、ウィニコットはこう話しています。「私はできることなら、世界に向かってこう言いたいのです。自閉症や非行や青年の暴力は、親の態度とは関係ないと。しかし、私にはそれはできないのです」（Thinking about children, pp213）。自閉症と診断された子どものことで悩む母親たちに、自閉症はあなたが原因だと言っているのです。

こうした親子関係が自閉症の原因だという考え方は、イギリスの著明な精神科医であるマイケル・ラターによってほぼ完全に否定されます。ラターは母子愛着理論を提唱したボウルビィの愛着関係は生みの母と子どもの間にのみ成立する、という考えが間違っていることを実証したことでもよく知られています。ラターは、現在の大多数の自閉症研究者が支持する自閉症の遺伝性を実証し、結果としてベッテルハイムの理論を否定しました。

ラターは、少なくとも片方が自閉症と診断された多数の双子の情報を集め、一卵性の双子と二卵生の双子で、両者とも自閉症と診断された率を比較しました。一卵性の双子は2人の遺伝子がまったく同じですが、二卵生の双子は遺伝子が異なります。もし、ベッテルハイムが言うように、冷たい母親の愛情不足が自閉症の原因であるとすれば、一卵性と二卵生の双子で、両方とも自閉症を発症する比率は同じはずです。ラターは、一卵性双子のほうが、二卵性の双子より2人とも自閉症である率が統計学的に有意に高いことを示し（一卵性双生児　36％、二卵性双生児　10％）、自閉症発症に遺伝的要因が関与することを示しました。ラターの研究はのちにより多くの症例を対象として行われました。1985年にエドワード・リトボラは、片方が自閉症と診断された一卵性の双子23組と二卵性の双子17組で、両方とも自閉症である率を比較しました。その結果はラターの結果を裏付けるもので、一卵性の双子では23組中22組（95・7％）が両方とも自閉症であったのに対し、二卵性双子17組のうち両方とも自閉症であったのは、4組（23・5％）であることがわかったのです。

もし自閉症の原因が遺伝子の変異であるとするならば、どうして100％にならないのか、という疑問を持たれる方も多いと思います。従来はこの疑問に医学的に回答することはできませんでしたが、現在は100％にならない医学的な理由を説明することができます。以下少し難しい説明になりますが、発達障害が増えているのか、という大問題を理解するカギになりますので、もう少し我慢してお付き合いください。

胎内環境——発達障害の増加傾向に関する議論を解くカギ

もし発達障害が100％遺伝子に原因があるのなら、発達障害は増えているのかという議論では「増えていない」派が確実に勝利します。なぜなら、遺伝子は環境によって変化しないからです。しかし、いくつかの信頼できる調査で、環境、特に胎内環境の違いによって生まれてくる子どもの発達障害の発生率が違うことが示されているのです。これをどう説明すればよいのでしょうか。

例えば、妊娠中に喫煙をした母親から生まれてくる子どもの注意欠陥多動性障害の有病率は、非喫煙の母親から生まれてくる子どもの有病率より明らかに高いことが複数の調査によって示されています（Huang L, Pediatrics,

2018)。

妊娠初期に発熱を経験した母親から生まれてきた子どもの注意欠陥多動性障害の有病率も同様に高いことが明らかになっています（Gustavson K. Sci Rep, 2019)。これは妊娠中服用しても安全と言われている解熱薬であるアセトアミノフェンの服用が関与している可能性を示しています。

自閉症については、次のような興味ある調査研究があります（Cheslack-Postava, K. Pediatrics, 2001)。アメリカ・カリフォルニア州で1992年から2002年までの間に出生した、第一子と第二子の7万2598 7組の兄弟（姉妹）ペアを対象に、自閉症の有病率が調べられました。その結果586 1組で、どちらか一方が自閉症と診断されており、306組で兄弟両方ともが自閉症と診断されていました。有病率を計算すると、（5861+306×2）÷（72598 7×2）＝0・005（0・5%）とやや低めですが、これはアスペルガー症候群や高機能自閉症は対象からはずしたことも影響しています。

ただこれだけでは、多くの有病率の調査と変わりませんが、この調査のユニークなところは、第一子と第二子の出産間隔と自閉症の有病率を比較・検討したことです。その結果、予想しなかった結果となりました。それは第二子の自閉症の有病率が、第一子との出産間隔が短くなると有意に高くなったのです。平均した自閉症発生率を1とすると、第一子との出産間隔が23〜35ヶ月では1・26、12〜23ヶ月では1・86、そして12ヶ月未満では3・39であったのです。わかりやすく言うと、年子（兄弟の年齢差が1年未満）の弟（あるいは妹）は約3倍、自閉症有病率が高いのです。

これをどう考えればいいのでしょうか。この調査を行った研究者は、出産間隔が短いと、第一子出産によって母親の体内の微量の栄養素（鉄、銅、葉酸、ビタミンDなど）が枯渇し、第二子の受精卵が低栄養状態の中に置かれたことが、自閉症発症につながったのではないか、と推測しています。

では、低栄養状態だと第二子の受精卵になにが起こるのでしょうか。ここで登場するのがエピジェネティックスという考え方です。

エピジェネティックス——遺伝子は変わらないが表現形は変わる

本書の中で最も説明が難しい部分になります。タイトルを読んでも意味不明でかまいません。わかりやすく説明します。

皆さんは、動植物の体の設計図が遺伝子に書かれているということはご存知だと思います。世界中に60億〜70億いるヒトは、一卵性の双子を除いて顔を始めとする身体の作りが皆違います。そしてその違いは、約3万ある遺伝子（ゲノム）の組み合わせによって生じます。遺伝子の本体はＤＮＡ（デオキシリボ核酸）という化学物質です。私たちは両親から遺伝子のセットを1組ずつもらっています。両親からもらった遺伝子2セットは、私たちの身体を構成するすべての細胞の中にあり受精の時から一生そのままで変化しません。遺伝子という設計図から実際に身体が作られる時に、ＤＮＡによって書かれた遺伝情報は、約20種類あるアミノ酸に翻訳され、アミノ酸が鎖のようにつながって身体の構成成分であるタンパク質が合成されます。希にＤＮＡが変化（変異）することがありますが、そうすると、アミノ酸が変化し、異常なタンパク質が作られます。これが遺伝病の原因です。遺伝病の原因となるＤＮＡの変異は、受精前に精子あるいは卵子の中で起こるのが普通で、いったん受精すると前に述べたように一生遺伝子は変わりません。ところが、遺伝子は変わらなくても、そこから翻訳されてできるアミノ酸やタンパク質が変化することがわかり、遺伝子は変わらないのに合成されるタンパク質が変わるという事実を研究する学問領域、あるいはその現象をエピジェネティックス（ジェネティックスは遺伝子学という意味、エピは「外」という意味の接頭辞）と呼びます。

このエピジェネティックスで、一卵性の双子が両者とも自閉症を発症する率が１００％ではないことや、第一子との出産間隔が短い第二子が自閉症になる率が高いことが、説明できるのです。

遺伝子はデオキシリボ核酸（ＤＮＡ）という化学物質（分子）からできています。理科の実験を思い出してください。水酸化ナトリウムと塩酸を一緒にすると塩化ナトリウムという化合物と水ができるように、ＤＮＡも他の化学物質と化学反応を起こすことがあるのです。ＤＮＡにはメチル基やアセチル基が結合できます。メチル基やアセチル基は、ＤＮＡという大きな分子化合物の表面と結合するだけですので、遺伝子の基本的な構造は変わりません。ところが、メチル基やアセチル基が結合する場所によっては、遺伝子がアミノ酸に翻訳される過程を妨害し、翻訳されて合成されるタンパク質の量や質が変化することがあるのです。遺伝子本体は変化しませんが、メチル基やアセチル基が結合することによって、遺伝子が変化するのとほぼ同じことが起こるのです。これがエピジェネティックスの研究によって明らかになったのです。

一卵性の双子で、２つに分裂した胎児の遺伝子は本体は変わらなくても、メチル基やアセチル基の結合の状態に差があると、わずかですが遺伝子に差があるのと同じことになるのです。一卵性の双子でも、片方だけが自閉症を発症し、もう片方が発症しないことがあるのは、このように説明できます。

出産間隔の短い第二子では、母親の体内にある様々な微量物質の不足が、遺伝子の変化ではなく、メチル基やアセチル基の結合状態を変化させて、遺伝子発現の小さな変化を起こし、それが自閉症につながると考えることができるのです。

大勢の自閉症の子どもや大人の遺伝子（ゲノム）を比較する大掛かりな研究（ＧＷＡＳ：ゲノムワイド・アソシエーションスタディ）では、自閉症に関連していると思われる遺伝子は20以上あることが推定されています（まだ確定には至っていませんが）。こうした複数の遺伝子のいくつかが、胎内環境の変化によりメチル基やアセチル基の結合によって変化を起こすことで、胎児の自閉症の発症に影響を与えている可能性が否定できないのです。

やや専門的な話になり、多くの読者の方にはわかりにくかったと思いますが、自閉症の発症は遺伝子に関連しているが、環境（特に胎内環境）もその発症に影響を与える可能性があることを理解していただけたでしょうか。

ともあれ、近年の自閉症の急激な増加は、胎内環境の変化ではなく、前述した通り診断基準や自閉症のスクリーニング体制の変化によるところが大きい、というのが本章の結論です。

母原病の再来？

前項で自閉症の病因をめぐる歴史的な見方の変遷について述べ、近年の遺伝学的知見から、環境の影響はあるものの、自閉症の基本的な病因は、遺伝子の変異である、と結論を述べました。

ところが、現在でもなお自閉症やその他の発達障害の病因に関する様々な異論が後を絶ちません。その多くは、医学関係者以外の人からの異論ですが、なかには医学の専門家も巻き込んだ異論になっているものもあります。

現在でもその影響が残っている医学者も巻き込んだ異論が水銀説です。これは英国のアンドリュー・ウェイクフィールドという医師が、自閉症の発症と予防接種（三種混合ワクチン）の間に因果関係があるという研究報告を、英国の権威ある医学雑誌「ランセット」に発表したことに始まります。この論文でワクチンの防腐剤として含まれているチメロサールという水銀製剤が、自閉症発症の原因であると主張されたのです。ただし、この論文については、対象となった自閉症の子どもの数が少なく（12人）、また対象となった子どもの保護者が、自閉症発症をワクチンによる副作用だとして、ワクチンを製造した製薬会社を告訴していることがのちに明らかになりました。その結果、利益相反のルール（論文の内容が著者や協力者の利益につながる場合は、学術雑誌に掲載できない）違反としてのちに削除されています。

この論文の正否については、ワクチン接種と自閉症の発症について検証するたくさんの疫学的な調査が行われましたが、因果関係を示唆《しさ》する結果は得られず、医学界では否定されました。

因果関係はないとしても、ワクチンに水銀の化合物であるチメロサールを加えるのはやめようという、いわば政治的な判断で、その後のワクチンにはチメロサールは含まれていません。もし、チメロサールが自閉症の原因であるとするのなら、その添加をやめたことによって、その後の自閉症の有病率は下がるはずです。しかし実際は自閉症の有病率は下がっていません。

それでも、現在この説を信じて、血中の水銀を中和する薬（キレート剤）による治療を行うごく少数の医師がいます。私自身が診ていた自閉症のお子さんの両親から、キレート療法を受けるべきか相談されたことも何回かあります。水銀説は医学的な根拠はないと説明しましたが、結局アメリカに渡ってキレート療法を受けたようです。

水銀説に刺激されて、周囲に存在する殺虫剤や母親が服用する薬が、近年の増加の原因であると主張する研究者もいます。ただし、その研究者の多くは基礎研究者であり、実際に自閉症（スペクトラム障害）のお子さんの診療を行っていないのです。診断基準の変化だけでは説明できない増加があるという意見がありますが、長年にわたって自閉症の診療に関わってきた小児科医や児童精神科医は、たぶん以前の自分であれば自閉症とは診断しなかった子どもに対して、現在は診断を下すという、基準の変化による自分の診断行為の変化を自覚しています。前述の20年の間隔をおいた子どもの健診に基づく自閉症有病率の増加を報告した医師が、有病率の増加を診断基準と健診制度によっているのは、そうした自覚があるからだと思います。臨床医の傲慢《ごうまん》な意見と受け取られても仕方ありませんが、この感覚は基礎研究者にはわからないと思います。

水銀説は、研究者や臨床の医師による疫学研究が行われましたが、そうした検討がないままに、一部の医師や研究者が、自閉症の原因として様々な理論を提案しています。その中には、テレビの長時間視聴や、ゲーム、あるいは頭蓋骨の形（三角頭蓋）が原因であるという理論もありますが、それらを裏付ける科学的なデータはありません。

医師や研究者でない子育て関連のあるグループが、親の子育ての仕方が、自閉症だけでなく他の発達障害の原因（あるいは誘因）であると強く主張し、日本のある地方自治体で、発達障害を減らすために若い親に子育ての講習を受けさせる、という条例案が提出されたこともあります。発達障害の専門家からの反対意見で、条例化はされませんでしたが、ベッテルハイムによる冷蔵庫母説が否定されてから半世紀以上経過した現在に、母原病説が再び息を吹き返しそうになった苦いエピソードということができるでしょう。

現在環境省が中心となり、大勢の妊婦さんの協力で、妊娠中の母親の血液の中に含まれる微量な物質や薬物、環境ホルモンなどの濃度と、生まれてくる子どもの発達や障害の有病率の関連を調査する大掛かりな全国追跡調査（エコチル調査）が進行中です。一部の研究者が主張する自閉症の有病率の真の増加が果たしてあるのか、近い将来に科学的な判定が下ることになると思います。

第6章　発達障害は治る

早期診断の困難さ

この間、1歳代の初診のお子さんが立て続けに2人、私の外来を受診されました。お子さんの年代によって受診の理由に特徴があります。1歳代ですと「まだ歩かない」などのご心配が多く、2歳を過ぎると、「まだ言葉が出ない」とか「落ち着きがない」という理由が増えてきます。

しかし、この同日中に来院した1歳7ヶ月の男児と1歳9ヶ月の女児の受診の理由は、ともに「自閉症の疑いがあると言われた」というものでした。

自閉症スペクトラム障害は言葉や社会性の発達がはっきりと見られる3歳くらいになって診断されることが多いのですが、早期発見・早期療育（治療）が有効だということで、できるだけ早期に発見しようというスクリーニングの方法が開発されています。

さて早期スクリーニングの方法としてよく知られているのが、前述の一般的に使用を推奨されているM-CHATなどの行動評価スケールです。保護者（多くは母親）が23項目の簡単な質問に答えるだけで、子どもに自閉症スペクトラム障害のリスクがあるかが簡便にわかるというものです。そしてチェックリストの中に書かれた子どもの行動の中で重要視されているのが指差し行動で、M-CHATの23項目中3項目が指差し行動に関するものです。

今回受診された1歳9ヶ月の女児は、1歳半健診で「指差しをしない」「クレーン現象がある」ということで自閉症スペクトラム障害を疑われていました。クレーン現象とは、自閉症スペクトラム障害の子どもによく見られる行動で、なにか欲しいものを取ってほしい時に親の手首を持って、欲しいものに近づける行動です。定型発達児では、欲しいものがあるときには「ジュース（ちょうだい）」のように言葉で要求したり、欲しいものを指差して「これ」と示すのが普通です。クレーン現象は、自閉症スペクトラム障害の子どもだけに見られるのではなく、要するに言葉で表現できないための行動です。

診察室でこの女児の名前を呼ぶと、返事はしませんが、こちらを見ます。指差しが出ないというので、絵本を見せながら「○○はどれ？」と聞いてみました。最初はうまくいきませんでしたが、少し慣れてきた時点で、町の中の様子を描いた賑やかな絵を見せながら「わんちゃんはどれ？」「にゃんにゃんはどれ？」と問いかけると、絵の端から端へと視線を行き来させて探し、犬と猫の絵を指差すことができました。さらに、「ばんざいしてみよう」と声かけをするとスカートの裾をつかんで脱ごうとする動作が見られました。「ばんざいしよう」は幼児の場合、衣服を脱がせる時に日本中の多くの親が使うかけ声です。この女児は私の「ばんざいしよう」という言葉が自分に向けられたものであることを理解したので、服を脱ごうとしたのです。つまりこの女児は、絵本の絵の指差しを求めたり、ばんざいしようという声かけをした私という他者の意図を理解することができるのです。

自閉症スペクトラム障害の診断の基準には、他者の意図理解が困難という項目以外に、物や行為へのこだわりや、感覚過敏などの項目がありますが、中心的な症状は他者の意図の理解困難です。特に低年齢の幼児の行動を観察する時に、私が最も重視するのは、この他人の意図理解に関する行動です。英国界自閉症協会の創始者で、自閉症研究の中心にいた研究者であるローナ・ウィングは、亡くなる少し前に行われた対談で、自閉症の最も重要な特徴はなにか、と聞かれ「それは、社会的想像力（social imagination）の障害だ」と言っています。私の問いかけの意味をきちんと理解できるかどうかという課題に、この女児はちゃんと応えているのです。

１歳７ヶ月の男児も１歳半健診で、応答的な指差しをしないと言われ、自閉症スペクトラム障害が疑われました。つまり他人の意図理解ができなかったというのです。健診場面では指差しが出ないものの、自宅では絵本を見ながら絵を指差してその名前を呼びながら遊ぶことができているために、母親が納得できずにセカンドオピニオンを聞きに受診されたのです。健診の場では「早く療育を始めないとあとが大変」と言われたそうです。視線が合わないとも言われたようですが、私が診察の場でその子の名前を呼ぶと、ちらりと私の顔を見ます。「顔の参照」という社会的な行動ができている証拠です。「この子は色の理解も十分できていないようだとも言われました」と母親が心配していることもあったので、様々な色のクレヨンの絵を見せながら、「◯◯色はどれかな？」

と問いかけました。するとほぼすべての色のクレヨンを正しく指差ししたのです。健診の場でできなかった応答的な指差しですが、その発達には個人差があり、1歳6ヶ月時点ではやらない子どももいるのです。この子の場合は、健診時点ではできなかったが、偶然その直後からできるようになった可能性もあります。健診はある一時点でできるかできないかを判断するので、発達の個人差で発達がゆっくり（遅れているのではなく）している子どもは、できないと白黒で判断されてしまう可能性もあるのです。

もう一つは、乳幼児期の子どもは慣れない環境で知らない人から質問されても、人見知りなどで普段通りできないことがあるのです。私はできるだけ子どもに恐怖感を与えないように白衣は着ず、また子どもが親しみやすい質問から声かけをするようにしています。言葉が理解できる年齢でしたら、名前と年齢を聞いたあと、ちょっと馴れ馴れしく「ねえねえおじさんに教えて。◯◯ちゃんが好きな食べ物はなあに？」とか「ママはどれ？」あるいは「おてて見せて」などの質問から始めます。慣れるまでの時間も重要です。私が現在発達障害を専門に診療している外来の一つでは、１人に45分ほど時間を取っています。最初は怖がって緊張していても、私が母親と話しているとそっと近づいてくれるので、それで慣れてくるのを待つこともあります。さらに、私が発達障害についての相談を受けているある市の発達支援センターでは、大きめの部屋の半分にマットを敷き、その上におもちゃをてんこもりにしておきます。私の前に来るのはいやでも、多くの子どもはおもちゃのところには行くので、そこでセンターのスタッフと遊んでもらい、おもちゃを使ったやり取りなどを観察することから始めるような工夫が必要な場合もあります。それでも子どもが怖がってまったくやり取りできない時には、親に家での子どもとのやり取りを、スマホで動画撮影をしてもらいそれを見るようにしています。

大人と違い、小さな子どもは診察（観察）に協力してくれないことが多いものです。いやがり怖がる子どもをずっと相手にしてきた小児科医の特技かもしれません。やや自慢話になりますが、言葉の遅れを心配して受診してきた親が、私とのやり取りの中で子どもが初めて言葉を話すのを聞いて驚いた、といったことも何回か経験しています。短い時間の中でたくさんの子どもをスクリーニングせざるを得ない健診の制度を考え直したほうがよいのかもしれません。

前述したM‐CHATは自閉症スペクトラム障害のリスクを検出するのに有効ですが、自閉症スペクトラム障害のリスクがあると判定された子どもでも、前述のように確定される子どもは約半数（54％）なのです。また自閉症スペクトラム障害と確定された子どものうち3分の2は、M‐CHATでは陰性（自閉症のリスクは低い）という研究報告もあります。

でも自閉症スペクトラム障害のリスクが少しでもあれば、たとえそれが当たっていなくても、早めに療育を始めておいたほうがいいのではないか、という反論が聞こえてきそうですが、残念なことに早期の療育自体、その有効性が不確実なものが多いのです。

障害には早期発見・早期療育が有効である、という誰でも納得できそうな言葉を信じて、約40年前私たち小児科医は間違いを犯しました。脳性麻痺のリス

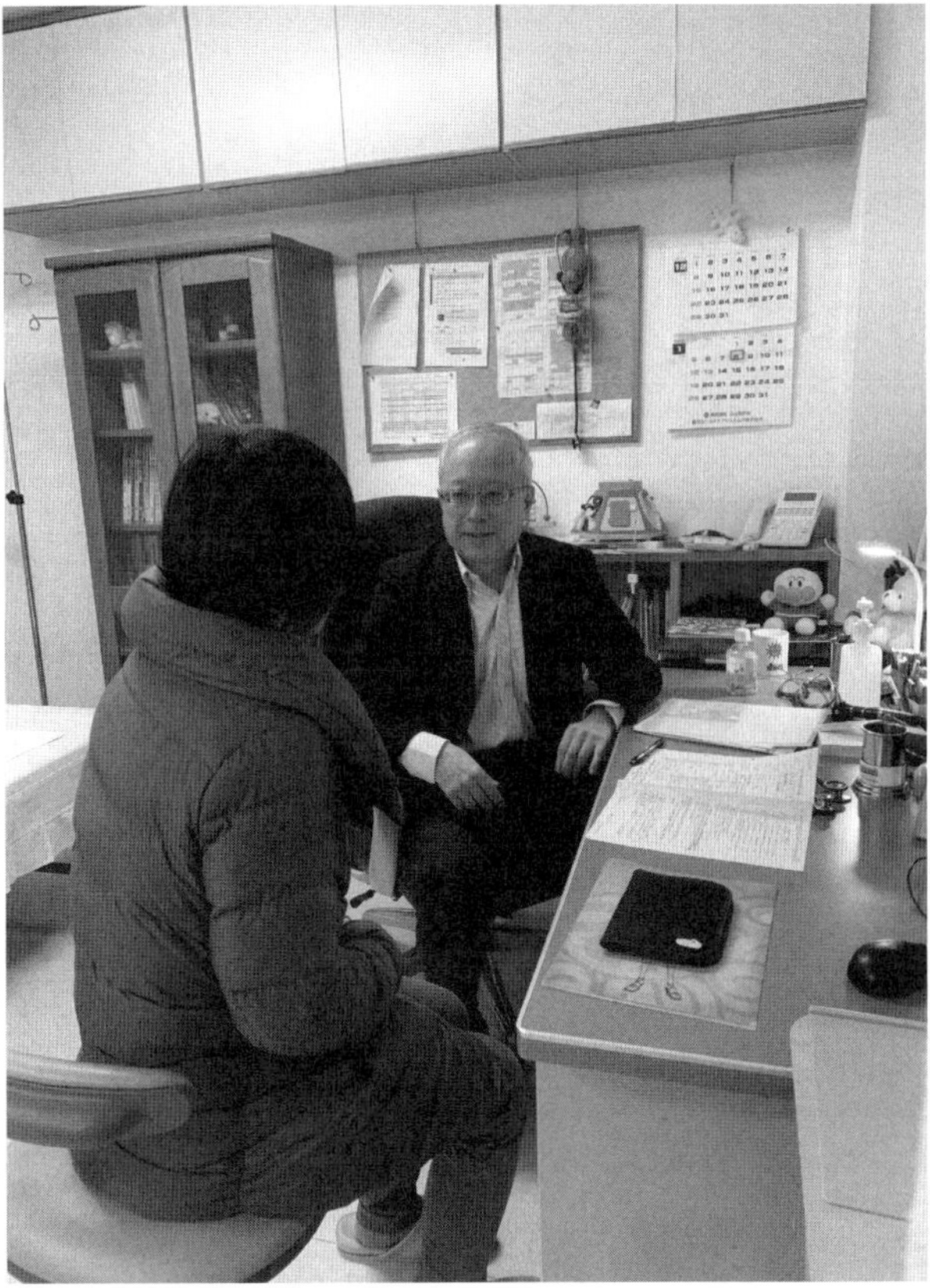

著者の診察室の様子。白衣は着ず、部屋におもちゃなどを置いている。

クの高い未熟児に対して、ボイタ法と呼ばれる診断手技を行い脳性麻痺を「早期発見」し、ボイタ訓練という理学療法で脳性麻痺を未然に予防することができると思っていたのです。実際は、未熟児はまだ運動発達が未熟で、脳性麻痺の子どものような反応が残っているのを、脳性麻痺の前段階と誤って解釈していたのです。ボイタ法訓練を行わなくても、自然によくなっていったのです。

M-CHATは確かに自閉症スペクトラム障害のハイリスク状態を検知することができます。陽性（リスクあり）とされた子どもの約半数がのちに確定診断されますが、別の言い方をすれば約半数の子どもが診断されないのです。

かつてアメリカで行われた大規模な疫学調査では、過去から現在までに自閉症という診断を受けた子どもは全体の1・8％いることがわかりました。単純に考えると自閉症の有病率（発生率）は1・8％ということになりますが、この調査の結論は有病率1・1％なのです。それは、現在でも自閉症スペクトラム障害と診断されている子どもは1・1％で、0・7％の子どもはかつて診断されたが現在は自閉症スペクトラム障害ではない、つまり自閉症スペクトラム障害の症状がかつてあったが、現在はそれが消失したということなのです。

ボイタ法で脳性麻痺のリスクが高いと診断された多数の子どもの親は、心配しながら長期間にわたって子どもを訓練に通わせなくてはなりませんでした。そしてこの親の心配と苦労はすべて必要のないものであり、その咎《とが》は小児科医が背負うべきことだと思っています。

私が診た1歳代の2人の子どもは、たぶん過剰診断だったのですが、たとえM-CHATのようにその有用性が確立された方法で結果が陽性であったとしても、必ずしもすぐに療育に結びつける必要はないのです。ボイタ法の教訓で学んだように、早すぎる判断は正しくないこともあるのです。

硬直した診断

このようなこともありました。2歳の時に他院で自閉症スペクトラム障害という診断書をもらっていた子どもが、私の外来にセカンドオピニオンを求めて受診されました。言葉の遅れやこだわりなどの症状があったための診断でした。

ところがその後、言葉の発達が加速しこだわりもなくなり、幼稚園に就園するころには、定型発達児と変わらなくなったために、自閉症スペクトラム障害という診断を改め、定型発達である旨の診断書を医師に求めたそうです。しかし「一度書いた診断名は変えられない」と断られたというのです。お子さんを診察しましたが、確かに自閉症スペクトラム障害を示唆するような行動特徴は見られません。私は定型発達であるという診断書を出しました。

さて、ここまで読んでこられて皆さんはどのように思われるでしょうか。一般の方だけでなく、発達障害についての専門的知識のある方でも、自閉症という診断書を書いた医師のほうが正しい、と思われるのではないかと推察します。

なぜなら、自閉症スペクトラム障害を含めた発達障害は、遺伝子が関与する生得的(生まれつきの)障害であり、基本的には治るものではない、というのが常識だからです。障害という言葉を嫌って、発達障害は「個性の凸凹」といった表現で説明する専門家がいますが、そこには「個性はその人に備わったものであり変わるものではない」という前提があるからです。

しかし私はそうした常識は正しくないとほぼ確信しています。その理由はいくつかあります。発達障害には3つの異なる障害（自閉症スペクトラム障害、注意欠陥多動性障害、学習障害）がありますので、混乱を避けるためにそれぞれの障害について述べます。

まず、自閉症スペクトラム障害についてです。私にセカンドオピニオンを求めてこられたこの子は、十分な診察や行動特徴の聴取を行わずにチェックリストだけで診断した過剰診断ではないでしょう。では、どうして自閉症スペクトラム障害の症状が消えてしまったのでしょうか。自閉症スペクトラム障害は、社会性や情動のコントロールの障害です。生まれたばかりの赤ちゃんはたとえその子が大きくなって自閉症スペクトラム障害を発症するとしても、生まれたばかりでは診断できません。定型発達児に育ってゆく赤ちゃんも、自閉症スペクトラム障害を発症する赤ちゃんも、新生児期にはもともと社会性や情動コントロールの能力が備わっていませんから区別できませんし、ましてや診断はできないのです。定型発達児は、脳の発達と環境との相互作用の中で、社会性や情動コントロールを発達させてゆきます。ところが、自閉症スペクトラム障害を発症する子どもは、それらが十分に育ってこないのです。その差が明らかになる幼児期に、両者の差が顕著になり診断がつくようになるのです。

この2歳の段階で自閉症スペクトラム障害の症状のあった子どもは、社会性や情動コントロールの発達はあるものの、その発達の速度が遅かった、と考えることができるのです。あとになって発達が追いつき、自閉症の症状が消えたことはこのように説明できるのです。

私は、自閉症スペクトラム障害（発達障害の一つ）は治らない、という常識が必ずしも正しくないと考えます。

他の子どもで、2〜3歳時に私自身が典型的な自閉症スペクトラム障害と診断しましたが、その後のフォローアップの結果、5歳の就学前には、自閉症スペクトラム障害の症状がまったく消えてしまったケースが3例あります。私自身狐につままれたような気持ちでしたが、自閉症スペクトラム障害が「治る」ことがあるのを確信した出来事でした。

このような経験は私だけかと思っていましたが、最近強い味方を見つけました。それは、世界の自閉症研究の第一人者である英国のサイモン・バロン・コーエン博士の自閉症とアスペルガー症候群の教科書の中の記載にありました。「あとで診断名を取り消すことができるか？」（Can the diagnosis be removed later?）という小見出しのあとの記述に、「診断を受けた人が、その診断名を一生必要とするわけではありません」と書いてありました。さらに、診断名はある時点での症状をもとにつけられるものであり、診断の根拠になった症状が軽快し、さほど困難をきたさないようになった時点で、診断名は不要になる、と続きます。そして自閉症スペクトラム障害の中でも、軽度のアスペルガー症候群や高機能自閉症ではそのようなことがあり得る、と結んでいたのです。

ではは、なぜバロン・コーエン博士は、このように言い切ることができるのでしょうか。それは、自閉症という名称が、自閉症スペクトラム障害に変更されたことと深く関わっています。

バロン・コーエン博士の本には、従来の自閉症の捉え方として、次のような図が示されています。

上図は、まだ自閉症の罹病率が０・04％と言われていて、自閉症は健常と連続性のない独立した障害と思われていた１９８０年ごろまでの考え方です。自閉症と健常の間にギャップがあることにご注意ください。

上図に続いて、現在の自閉症の考え方が下図で示されています。

上図と一番違うところは、健常とアスペルガー症候群と自閉症が切れ目なく連続しているということです。そしてこの連続体のことを「自閉症スペクトラム」と呼んでいるのです。切れ目がなくなったことで、症状の軽快によっては、自閉症からアスペルガー症候群あるいはアスペルガー症候群から健常と診断が変化することがあり得るのです。

先に紹介した「一度書いた診断名は変えられない」と言った医師は、従来の自閉症の捉え方にいまだにとらわれているのです。

自閉症スペクトラムの考え方

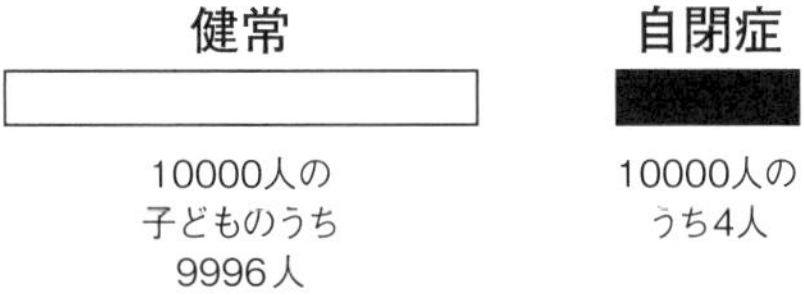

①

1980年ごろまで、自閉症は独立した障害だと思われていた。

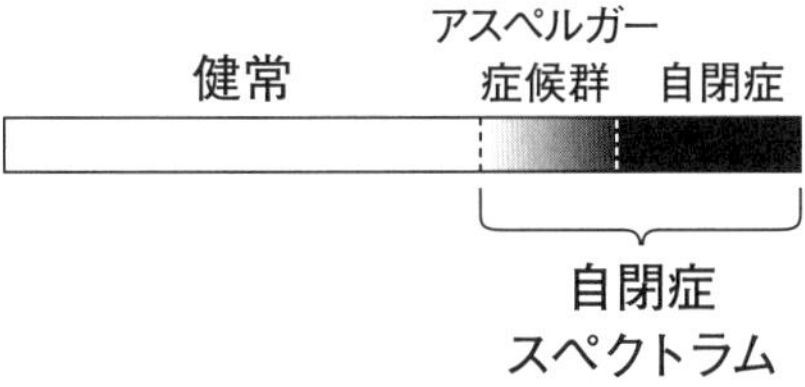

②

現在では、健常とこれまでアスペルガー症候群、自閉症とされていた障害をふくめ、連続しているという考え方になった。症状によって、自閉症スペクトラム障害から健常へ変化することがあり得る。

出　典：Baron-Cohen, S. Autism and Asperger Syndrome, Oxford University Press, 2008.

注意欠陥多動性障害の多くは治る

自閉症の例を中心に紹介してきましたが、注意欠陥多動性障害も多くの場合は、小学校高学年くらいまでに症状が目立たなくなり、もはや診断名は不要になることが多いです。個人差がありますが、注意欠陥多動性障害の特徴的な行動のうち、最初に改善してゆくのが多動です。注意欠陥多動性障害の診断基準の「多動・衝動性」の、席に座っていられない離席行動が小学校中期以降まで継続することは希です。注意欠陥多動性障害の子どもで、その行動特徴による様々なトラブルが著しい場合には薬物による治療が行われます。昔から注意欠陥多動性障害の症状を軽快させる効果のある薬としては、先にも挙げたメチルフェニデート（商品名　リタリン、コンサータ）がありますが、現在はさらに効果のある薬の種類が増え、アトモキセチン（商品名　ストラテラ）やグアンファシン（商品名　インチュニブ）なども有効です。多動行動もこうした薬による治療で軽快しますが、小学校中期以降になると薬を飲まなくても軽快します。発達障害は「個性のようなものである」という考え方からすると、これは不思議なことではないでしょうか。個性はそう簡単に変わるものではないでしょう。

ＤＳＭによる注意欠陥多動性障害の診断基準の付記事項の中に、「こうした症状は発達レベルとは相容れない」という一文があります（付録　発達障害の診断基準を参照）。これはどういう意味でしょう。

それは、集中できるようになったり、自分を落ち着けたりできる（多動を抑える）能力は、幼児期から学童期にかけて次第に発達してゆくので、年代によって集中力や多動を抑える能力の標準が異なる、ということなのです。例えば３歳児の標準的な行動は、６歳児に当てはめると多動にあたることになります。次の図を見てください。これはカナダで行われた定型発達の幼児の多動傾向の月齢による変化を見たものです。１万２０００人という大勢の幼児を生後24ヶ月から93ヶ月まで丁寧に経過を追った大変な作業を伴う研究成果です。この調査を行ったエリサ・ロマノ氏によると、調査開始の24ヶ月の多動傾向で子どもを分類すると４グループに分かれました。図中の●は多動傾向が高いグループ、

◆は中程度のグループ、▲は低いグループ、■はとても低いグループです。月齢が上がるに従って、多動傾向が高いグループ以外は、次第に多動傾向が下がってゆくのがわかります。

このように、もともと子どもは発達とともに次第に多動ではなくなり、自分を律することができるようになってくるのです。これは、注意欠陥多動性障害の子どもにも当てはまり、次第に多動が目立たなくなってくるのです。

前述のバロン・コーエン博士の考え方のように、アスペルガー症候群が定型発達になってゆくことがあるのと同じです。発達障害の特性である多動は、本人の経験を通じた学習に伴う脳機能の発達によって目立たなくなり、定型発達と変わらなくなっていくことがあります。もちろん、多動レベルが定型発達より高いのですから、多動傾向が残存する場合も多いことは事実です。図の●で示したグラフのグループは7歳過ぎまで多動傾向が上昇しています。ロマノ氏はこの●のグループの子どもに、注意欠陥多動性障害という診断を下していません（DSM-Ⅳでは診断確定は7歳以降となっています）が、このグループ

多動傾向の月齢による変化

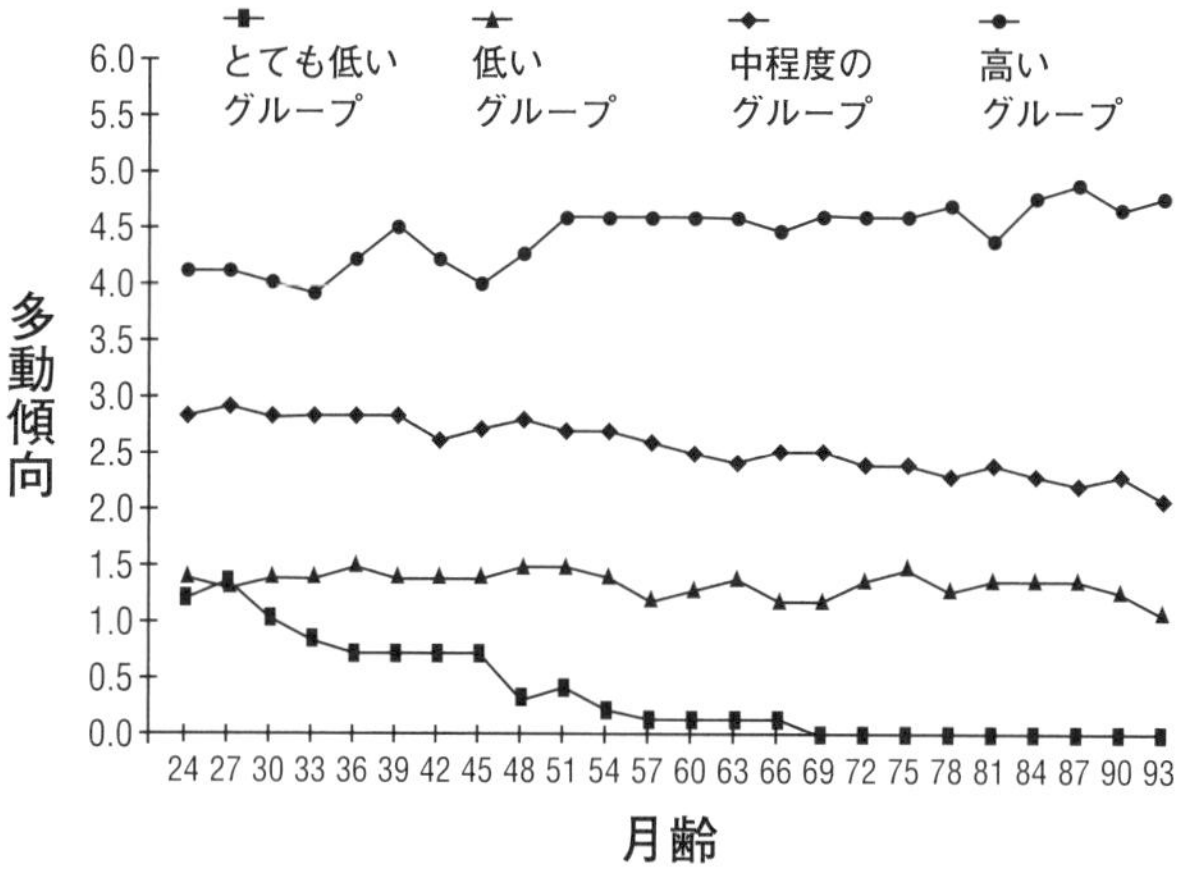

子どもの発達とともに多動の症状が変化する

出典：Romano, E., et al. Development and prediction of hyperactive symptoms from 2 to 7 years in a population-based sample. Pediatrcs, 117:2101-2110, 2006.

は子ども全体の7・2％にあたるとしています。これは北米での注意欠陥多動性障害の有病率とほぼ同じであることを考えると、たぶん将来、注意欠陥多動性障害という診断を受けることになるグループなのでしょう。

自閉症スペクトラム障害や注意欠陥多動性障害の子どもの脳機能には、先天的にそうした診断の原因となる特徴があるのですが、先天的だからといって固定したものではないのです。

多動以外の症状も、治療の有無にかかわらず思春期以降には軽快します。注意欠陥多動性障害を有する子どもの20〜30％は、思春期以降には症状がほとんどなくなります。

また約半数の子どもは、不注意や衝動性が少し残りますが、症状は大幅に改善し、もはや注意欠陥多動性障害という診断を下すレベルの日常生活上の支障はなくなります。しかし次章で述べるように、注意欠陥多動性障害の子どもの約3分の1は、大人になっても不注意や衝動性などの症状が持続してゆきます。

自閉症スペクトラム障害、注意欠陥多動性障害とも、発達に伴って症状が軽快し治癒することがありますが、それはバロン・コーエンの図式に示されているように、両者とも、症状の程度が定型発達児と連続（スペクトラム）しており、スペクトラムの中の位置が変動し、社会生活に支障がないレベルに達するということなのです。

ただし、注意欠陥多動性障害と自閉症スペクトラム障害では、この変動の様相がかなり異なります。

注意欠陥多動性障害の場合は、こうした変動は思春期のころに起こるのですが、自閉症スペクトラム障害の場合は、幼少期に起こることが多いのです。これは、それぞれの障害において主に低下している脳機能の種類と、その脳機能の発達のスピードが最も速い時期の違いによる差だと推測されます。

自閉症スペクトラム障害の中心的な脳機能障害である、他人の意図理解が困難なことは、基本的なソーシャルスキルの発達の著しい幼児期～学童期に乗り越えるチャンスが高いのです。この「乗り越える」ことを表現するのに、英語には outgrow という適切な言葉があり、英語の発達障害の論文にはよく使われています。これは治る（heal）や治癒する（cure）とはニュアンスが違い、自らの発達する力で乗り越えることをうまく表していると思います。

これに対して注意欠陥多動性障害では、前頭葉機能に関係する意図的な集中力や、衝動を抑える能力の発達が著しい思春期が、outgrowが起きやすい時期になります。

硬直した診断の項で述べたような、診断を変更しないという事例は、発達障害におけるoutgrowという考え方への無理解が背景にあるように思います。

第7章
発達障害は子どもだけの障害ではない

大人と子どもの発達障害の違い

発達障害が子どもの障害であると一般的に捉えられてきたのには、次の２つの理由があると考えます。

一つは、日本で発達障害という名称が使われるようになった歴史的背景があります。すでに本書の冒頭で紹介したように、現在の日本発達障害学会とその前身の日本精神薄弱研究協会が研究の対象とした知的障害や自閉症は、子どもの時に診断できる症状として、子どもの養育や教育の上での支援が必要だったということ。また、これまで本書の諸処で紹介している世界的な診断基準ＤＳＭの中で、発達障害の属する障害は、すべて小児期にその症状が出現する、と記述されていることです。

１９９４年に発刊されたＤＳＭの第４版（ＤＳＭ-Ⅳ）では、「通常乳児期、小児期あるいは青年期に最初に診断される疾患（障害）（Disorders Usually First Diagnosed in Infancy, Childhood, or Adolescence）という項目に、注意欠陥多動性障害、学習障害、広汎性発達障害（現在の自閉症スペクトラム障害にほぼ相当）が含まれています。ちなみに、それ以外に、知的障害、コミュニケーション障害（吃音など）、発達性協調運動障害、排泄障害（遺尿症《いにょうしょう》、異糞症など）、摂食障害（神経性食思不振症など）、チックもこの分類に含まれています。２０１２年に改訂されたＤＳＭの第５版（ＤＳＭ–５）では、項目名が神経発達障害（神経発達症：Neurodevelopmental Disorders）と改められていますが、その内容は排泄障害と摂食障害がはずされて別カテゴリーになることと以外は、あまり大きな変更はありません。発達障害を神経発達症と呼び変える人がいることを第１章で紹介しましたが、これは厳密には正しくないことがわかります。自閉症スペクトラム障害、注意欠陥多動性障害、学習障害は、神経発達症の中に含まれますが、そこには知的障害やチックなどの他の障害も含まれているのです。

発達障害のうち、自閉症スペクトラム障害の子どもは、大人になっても大部分その特徴が続くことは従来からよく知られていました。一方、前章で触れたように、注意欠陥多動性障害は、医師などの専門家の間でかつて、思春期までに軽快あるいは治癒する障害であるということが信じられていました。これは、注意欠陥多動性障害が日本より早くから社会的に受け入れられていたアメリカでも同じです。

1999年に権威ある米国の医学雑誌Journal of American Medical Association（日本語版JAMA）に、注意欠陥多動性障害についての興味ある論文が2つ掲載されました。

一つは、米国医学会の科学評議会（Council on Scientific Affaires）が行った、75年〜97年に米国国立医学図書館医学データベースに収載された研究方法が妥当と判断される小児の注意欠陥多動性障害についての497編の医学論文のレビューです。レビューの結論には「（小児の）注意欠陥多動性障害は医学において最もよく研究された疾患であり、その疾患単位としての妥当性に関するデータは他のどんな精神疾患や医学的疾患をも凌駕《りょうが》している」と記されており、小児の注意欠陥多動性障害の診療が米国で広く受容されていることがうかがわれます。このレビューと対照的なのが、「注意欠陥／多動性障害の55歳男性例」というタイトルの症例検討会の記録です。症例の55歳男性は、バイオテクノロジー関連会社のジェネラルマネージャーです。この男性の息子が注意欠陥多動性障害と診断されましたが、この男性も青年期から「物事をぐずぐずと先延ばしにする」「ごく基本的な計画が立てられない」などの症状があり、就職後も「注意の集中や時間の管理ができず」「2～3年以上一つの仕事についていられない」などの症状がありました。息子の診断を機にこの55歳男性は精神科医を受診し、成人の注意欠陥多動性障害の診断が確定、リタリン治療が効果があったという病歴でした。論文に載せられた症例検討会の記録では、注意欠陥多動性障害の専門家である医師が、参加した医師からの質問に答えて「成人の注意欠陥多動性障害については懐疑的な態度を取る者も多く、論争に決着がついていない」「成人の注意欠陥多動性障害の罹病率は2％」などと述べるとともに、参加した精神科医からの「注意欠陥多動性障害の特徴を精神分裂症と比較してほしい」「躁病や軽躁病の患者と鑑別できるか？」といった質問に答えています。つまり、注意欠陥多動性障害の症状が精神分裂症や躁病と区別できなかった、ということです。

米国においてさえ成人の注意欠陥多動性障害に関する精神科医の認識がこの程度であったことを考えると、本論文を「日本語版ＪＡＭＡ」のために翻訳した高橋祥友氏（当時、東京都精神医学総合研究所）が日本語版の解説の中で、「この論文の邦訳を依頼されたのだが、題（「注意欠陥／多動性障害の55歳男性例」）を伝えられて、聞き違いをしたのではないかと私は一瞬思った。（中略）注意欠陥多動性障害は小児の病気という先入観が強すぎたためである」と書いておられることは十分に理解できます。この２本の論文が１９９９年のＪＡＭＡの同号に隣りあわせで掲載されたことは、１９９９年当時の米国における注意欠陥多動性障害の一般社会と専門家の中における受容状態をよく反映しています。つまり、米国において小児の注意欠陥多動性障害の診療については、社会的・医学的コンセンサスが樹立しているが、成人の注意欠陥多動性障害については、一般社会はもちろん医学界においてもまだコンセンサスが得られていない状況であったということです。

　私自身のことを振り返ってみると、子どもの注意欠陥多動性障害の診療を長年続けてゆくうちに、思春期以降も薬剤による治療が必要である症例が増え、年齢的に小児期を超える人が次第に増えてきたように思います。私は小児科医ですが、現在10数人の大人の注意欠陥多動性障害の治療を行っています。こうした経験から、注意欠陥多動性障害を有する子どもが大人になるとどうなるのだろうという疑問をいつも抱いていました。そしてアメリカなどの外国の知見に自然に目が行くようになりました。

　ＪＡＭＡの論文で紹介したように、日本では注意欠陥多動性障害は子どもの障害であり、大人になるまでに軽快ないし治癒する障害であるというのが常識でした。小児神経学を専門とする私も、もし極めて希な子どもの統合失調症を診たとしても、たぶん子どもに多い別の精神疾患（障害）と診断してしまうでしょう。同様に、注意欠陥多動性障害は子どもの障害であるという常識に縛られた成人を対象にする精神科医は、もともと注意欠陥多動性障害の子どもを診たことがない上に、それを子どもの障害であると思っているのですから、正しく診断することが困難でしょう。

私の専門領域である小児神経学の分野では、20年前くらいから注意欠陥多動性障害についての関心が急に高まりました。2001年に岡山で開催された小児神経学会では、通常の昼間の学会のあとに「夜間集会」という、会員の関心が高い分野についての研修会が開催されました。夜間集会のトピックスは注意欠陥多動性障害でしたが、定員が100名ほどの会議室に定員の倍近い会員が集まり、椅子に座りきれずに床に座った会員の間で、熱っぽい議論が交わされたことを思い出します。

ところが、成人の精神疾患が主題である精神科医学会では、「注意欠如多動症の診断と治療」というセミナーが開催されたのは約20年遅れの2019年だったのです。

専門家集団である精神科医の中での理解の浸透がこれくらいですから、社会一般の理解の浸透がないことは当然かもしれません。

私は、注意欠陥多動性障害に関する一般向けの啓発書を、これまでに何冊か出版していますが、当然のことながら、それらの本は子どもの注意欠陥多動性障害を対象としたものでした。しかしある時、出版社から大人の注意欠陥多動性障害の啓発書の執筆依頼がありました。大人の注意欠陥多動性障害について、啓発書を書いてくれる適当な精神科医がいなかった、というのが私への依頼の理由でした。

現在の状況はかなり変化してきましたが、いまだに、自ら注意欠陥多動性障害ではないかと疑って、心療内科や精神科を受診しても、診断できないと言われる方が多いようです。

大人の注意欠陥多動性障害の症状は子どもと異なる？

では大人の注意欠陥多動性障害の実態は、どのようなものなのでしょうか？本書の最後に掲げた、ＤＳＭによる注意欠陥多動性障害の診断基準を見てください。すぐにわかることは、この診断基準が学童を念頭において作られたということです。本章の最初に述べたように、注意欠陥多動性障害は、子ども時代に症状が顕在化する障害という範疇に入るので、当然かもしれません。学校での宿題や、鉛筆、消しゴムをなくす、といった学童期の症状しか書かれていない診断基準で、大人の注意欠陥多動性障害の診断をすることは難しいでしょう。

これは当然の疑問ですが、以前の私はあまり大きな問題とは考えていませんでした。以前の私は、大人の注意欠陥多動性障害は、子どもの時に診断がつけられた人が大人になるまで症状が持続したケース、あるいは、JAMAで紹介された55歳の男性のように、子ども時代に症状はあったが大人になってから診断されたというケースだと考えていました。この男性は、自分自身が子ども時代に持っていた症状が、息子の症状に合致し、その症状が大人になっても持続していたと言うのです。

大人の注意欠陥多動性障害の実態を調べたアメリカの研究者は、事実がそれほど単純ではないことに気がつきました。

アメリカのステファン・ファラオーン医師は、大人の注意欠陥多動性障害の診療を行っている精神神経科医と一般医それぞれ50人から、852人分の診療記録を参照させてもらい、米国における診療実態を検討しました。その結果、注意欠陥多動性障害と診断された成人のうち、小児期～青年期に診断を受けていたものは、全体の25％しかいなかったことが明らかになったのです。これは私の抱いてきた大人の注意欠陥多動性障害像とまったく異なりました。私は注意欠陥多動性障害を有する成人は、理論的には小児期から症状があるはずだと信じてきたのです。これは注意欠陥多動性障害の診療の長い歴史のあるアメリカにおいても同様です。この予想外の結果を受けて、ファラオーン医師も、大人になって初めて診断を受けることが多い理由について考察しています。

第4章で詳しく説明しましたが、小児期の注意欠陥多動性障害には、自閉症スペクトラム障害や学習障害といった併存障害や、行為障害、うつ、不安障害などの二次障害が多いことが知られています。大人ではそうした併存・合併障害のほうがより前面に出ているために、背景にある注意欠陥多動性障害が見過ごされてきた可能性があります。

次の表は、調査対象となった大人の注意欠陥多動性障害の初診時の主訴です。表現は違いますが、子どもの注意欠陥多動性障害の中核症状と本質的には同じものです。つまり、大人の症状もそのエッセンスは、子どもの診断基準に書かれたものと同じだったのです。

大人になってから発症する？

ファラオーン医師たちの研究結果は、ある意味で注意欠陥多動性障害と、それを含む発達障害の通念を大きく打ち破るものでした。大人の注意欠陥多動性障害は、子ども時代の注意欠陥多動性障害が大人になるまで持ち越された状態だけではないということがわかったのです。つまり、大人になって初めて症状が表れることがあるということです。

最近になってもテリー・モフィットは、40年間にわたる追跡研究で、子ども時代に注意欠陥多動性障害と診断された人の長期の経過と、大人になってから診断された人の子ども時代の診断の有無について比較検討を行っています。

注意欠陥多動性障害と診断された大人の症状

	注意欠陥多動性障害（ＡＤＨＤ）を疑って受診した方	他の理由を疑って受診した方
1	集中力低下	集中力低下
2	考えをまとめることができない	考えをまとめることができない
3	仕事（企画）を最後まで完遂できない	仕事（企画）を最後まで完遂できない
4	不注意	不注意
5	学業不振	学業不振
6	時間管理の問題	認知的な障害
7	感情抑制困難	感情抑制困難
8	衝動性	易疲労性
9	不安	不安
10	仕事の効率が悪い	うつ

注意欠陥多動性障害（ＡＤＨＤ）を疑って診断した方と、そうでない方の、受診時の主症状と医師の所見のトップ10　（頻度の高い順）

出　典：Faraone, SV., et al. Attention-deficit/hyperactivity disorder in adults. Arch Intern Med. 164:1221-6, 2004.

大人になって初めて注意欠陥多動性障害と診断された人で、子ども時代に診断を受けたり、あるいは症状があった人の割合は、ファラオーンの報告よりさらに低く10％止まりだったのです。逆に子ども時代に注意欠陥多動性障害の診断を受けた人の85％は、大人になると症状がなくなっていたのです。

数字は違いますが、ファラオーンとモフィットの研究結果が意味することは、注意欠陥多動性障害と診断を受けている大人の大部分は、子ども時代の注意欠陥多動性障害が継続しているのではなく、時期は不明ですが、大人になってから症状が顕在化したということです。

こうした大人の注意欠陥多動性障害の特徴をどのように考えるべきか、現段階では、私にも見当がつきません。

これを読まれている読者の方の中には、それは、発達障害の原因が、遺伝子に関連していると述べてきたことと矛盾する、と思われる方が多いかもしれません。注意欠陥多動性障害に遺伝的な要因があることは、注意欠陥多動性障害の家族内集積性があることや、ドーパミンやノルアドレナリンという脳内伝達物質の代謝に関わる遺伝子に特徴があることなどから、医学的には妥当な考え方であると理解されています。遺伝子に操作（ノックアウト）を加えたネズミで、多動症状を作り出すことができることも、証左の一つです。もちろん自閉症スペクトラム障害の原因のところで述べたように、妊娠中の喫煙や未熟児出生などで遺伝子にエピジェネティックな修飾が加わり、それが注意欠陥多動性障害に関与する遺伝子の表現形を変える可能性はあります。

さらに、遺伝子に要因があるからといって、その症状は必ずしも幼少時から出現するわけではありません。例えば単一の遺伝子の変異によって引き起こされるハンチントン舞踏病という神経疾患は、その遺伝子変異を持っている人が30代くらいの年齢にならないと症状が出てきません。ですから、大人になって初めて症状が出てきた注意欠陥多動性障害が、遺伝子が関連する障害ではないとは言い切れないのです。

ともあれ、ファラオーンは主に成人を診療する精神科医が、注意欠陥多動性障害の主症状に習熟することが先決問題であるとしています。これはアメリカだけでなく日本においても当てはまる提案なのではないかと思います。

大人の注意欠陥多動性障害の有病率ですが、子どもの有病率から、青年期までに軽快あるいは治癒する率を引き算すればよい、という従来の考え方では算出できないことになります。大人になるまでの軽快・治癒率を7割とすると、子どもの有病率が7％前後であるアメリカでは、理論的には7×（1－0・7）＝2・1％前後になるはずです。ところがロナルド・ケスラーらによる調査では、アメリカの大人の注意欠陥多動性障害の有病率は4・4％でした。この差の2％前後が、大人になってから症状が顕在化した例の比率ということになります。

日本での子どもの注意欠陥多動性障害の有病率は3～4％前後とされていますが、その7割が大人になるまでに軽快・治癒し、大人になってからの発症はないとすれば、理論上大人の有病率は、3～4％×0・3＝0・9～1・2％になりますが、浜松市で調査された大人の注意欠陥多動性障害の有病率は、1・65％と理論値より高くなっています。これも大人になってからの発症があることを示唆していると思います。

大人の発達障害の課題

大人になってからの注意欠陥多動性障害がどのように発症するかはわかりませんが、子どもの障害と信じられてきた注意欠陥多動性障害が大人にもあるということは、発達障害の支援の幅を大幅に拡大しなくてはならないということです。支援の場所も、家庭と園・学校から、職場にも広げていかなければなりません。

もちろん、すでに大人の発達障害の支援に関する啓発書が数多く出版され、またテレビなどのマスコミにおいても大人の発達障害についての番組が組まれていますが、親や教員という強力なサポーターがそばにいない大人の支援体制はまだ不十分です。比較的早くから社会的な理解が進んだ自閉症スペクトラム障害は、対人関係における症状に周囲が気づきやすく、支援の必要性が理解されやすいのですが、大人の注意欠陥多動性障害は、まだそれが大人にもあるということが一般に広く理解されていません。さらに、のちに述べるように発達障害の中でも特に注意欠陥多動性障害は、二次障害として、うつ、不安障害、強迫性障害などの精神疾患の合併率が高く、それらの精神疾患との鑑別が困難な場合があります。

注意欠陥多動性障害の診断基準に示されている行動特徴は、周囲の人からの注意や叱責を引き出しやすいものです。そのために、本人の自尊感情は傷つき、それが二次障害につながります。注意欠陥多動性障害の行動特徴を持つ大人は、長い年月にわたって家庭内や職場などで、家族や友人、上司から、そうした対応を受け続けてきた可能性が高いのです。

日本での調査はないのですが、大人の注意欠陥多動性障害についての社会的な理解が日本より早かったアメリカからの報告では、様々なライフイベントにおいて、注意欠陥多動性障害の大人が逆境を経験していることが報告されています。

バル・ハーピンやビーダマンの調査では注意欠陥多動性障害の青年や大人は、

高校卒業率が低く、中途退学が多いことがわかっています。さらに、失職、離婚、自殺未遂、逮捕、収監、10代での妊娠、薬物濫用が有意に多いことが知られています。そうした逆境経験の率は、通常の数倍から10倍という極めて高率です。このデータはそのまま日本には当てはめられませんが、注意欠陥多動性障害は、それを有する人の人生に大きな負の影響を与えていることがわかります。

子ども時代から注意欠陥多動性障害と診断された場合、適切な対応と治療によって、こうした逆境経験を減らすことができるのです。

第8章

発達障害は男性に圧倒的に多いのか？

性別による違い

発達障害は、圧倒的に男性に多い障害である、というのがこれまでの常識でした。男性に多いという点は、現在でもその通りですが、圧倒的にという形容詞ははずさなくてはいけないことがわかってきています。

男性に多いという傾向は、発達障害の種類によってその程度に大きな差があります。自閉症スペクトラム障害については、カナーの最初の発表以来、男性に多いという傾向は現在でも変わっていません。カナーは最初の論文で11人の症例を報告しましたが、11人のうち8人が男児、3人が女児でした。この比率は現在の有病率の比率とほとんど変わりません。例えば2012年に改訂されたDSM-5でも、男女比を4対1と記載しており、カナーの報告とほぼ同じ比率です。

男性が圧倒的に多いという常識に大きな変化があったのが、注意欠陥多動性障害です。前出のDSM-Ⅳ（1994年）では、注意欠陥多動性障害の有病率の男女比は、研究者によってばらつきがあるものの、2対1〜9対1と圧倒的に男児に多いことが示されています。ところが、ＤＳＭ－Ⅳから18年後に改訂されたＤＳＭ－５では、その比率は２対１まで低下し、さらに成人では１・６対１とますます男女比が少なくなっているのです。さらに研究者によっては、成人では有病率の男女差はない、とまで言い切る人もあるくらいです。

学習障害は自閉症スペクトラム障害や注意欠陥多動性障害に比べて、その定義や診断方法が複雑であり、また母国語がアルファベットである欧米に比べて日本では有病率が低い（１％前後）ことなどの理由で、その有病率の男女差についての研究が少ないのですが、おおよそ３対１で男児に多いと言われています。

ここで、自閉症スペクトラム障害と注意欠陥多動性障害に限って、その中に占める女性の比率を計算してみると、ＤＳＭ－Ⅳでは中央値の５対１で計算すると16・５％であったのが、18年後のＤＳＭ－５では27・５％と２倍近くなっています。この増加分は自閉症スペクトラム障害では男女比の変化はありませんので、ほぼすべて女性の注意欠陥多動性障害の増加分ということになります。

女性の注意欠陥多動性障害についての社会的認知が進んだのは、2001年にアメリカで大ベストセラーになり、日本にも翻訳されて紹介された『片付けられない女たち』（サリ・ソルデン著、ニキ・リンコ訳／WAVE出版／2000年）という本です。もちろんそれ以前から女児（女性）にも注意欠陥多動性障害はあることはわかっていました。ただ女児では、多動や衝動性などの症状が目立たなく、また前述のように頻度も男児よりずっと少ないと思われていました。さらに当時は、注意欠陥多動性障害は子どもの障害であり、思春期を過ぎると症状が軽快ないしは治癒すると思われていたのです。ですから、注意欠陥多動性障害によって「片づけられない女たち」がいることは社会的に広まったものの、数少ない女児でさらに大人になっても症状が続いている特異な例と考えられたのではないでしょうか。

ところが現在明らかになったことは、女性の注意欠陥多動性障害は男性に比べて「格段に少ない」のではなく、子どもでは男子の約半分の有病率であり、大人になると男性成人の約3分の2の有病率（男女比で1・6対1）と、決して希なものではないことがわかったのです。

気づかれず、治療されない女性の注意欠陥多動性障害

決して希ではない女性の注意欠陥多動性障害には、男性にはない、大きな特徴があります。

まず、注意欠陥多動性障害の症状に気づかれず、適切な対応や治療が行われることが少ないことです。

気づかれにくい理由はいくつかあります。一つは、男性と異なり、多動や衝動性の症状が少なく、不注意症状が優位であるということです。注意欠陥多動性障害の男児の多くは、席についていられない、走り回る、お喋りなどの多動行動が多く、親や教師から気づかれやすいのです。ところが注意欠陥多動性障害の女性（児）は、多動行動が少ないために、周囲は気がつきません。アメリカの注意欠陥多動性障害の教科書には、この障害の子どもの特徴をわかりやすく言うと、男児は「考える前に行動してしまう」、女児は「ぼーっとしている

（dreamy）」と書かれています。女児の場合は、教室などで動き回りお喋りな男児と異なり、静かに「目立たずぼーっとしている」ことが多いのです。

もう一つの理由は、親や教師のみならず、専門家（医師、心理士）の間に、注意欠陥多動性障害は、圧倒的に男児に多い障害であるという認識がいわば「常識」として定着していることです。静かにしている注意欠陥多動性障害の女児にはなかなか気づかないのです。子どもの注意欠陥多動性障害の行動特徴に気づき、医師などの専門家に相談して診断がつくきっかけは、親自身が気がつくこともありますが、その多くは保育士や教師による気づきです。女児の注意欠陥多動性障害は、多動と衝動性の強い男児の障害であるという「常識」を持つ保育士や教師の目からこぼれ落ちてしまうのです。

さらには、女性が男性よりも総じて自己管理能力あるいは対処スキル（coping skills）が高いことです。身だしなみや持ち物について、女性は生来男性よりも気を配る習慣がついています。女児は男児よりも、自分の見かけ（ルックス）によって自己肯定感を高める傾向が強いことが、心理学的研究によって明らかにされています。これは、女児が本来持っている行動特質というより、生まれた時から女児に対して存在する社会的期待によるものでしょう。女性の高い自己管理能力に由来する、不得手なことを人に知られずに克服しようという気持ちによって、不注意などの特徴が周囲から気づかれにくいのです。

アメリカの研究者は、こうした特徴のために注意欠陥多動性障害の女性は、「気づかれず、診断されることが少なく、その結果治療されることが少ない（under recognized, under-diagnosed, and under-treated）」と断じています。

アメリカのステファン・ヒンショーによれば、女児は子ども時代から「3つの縛り（triple bind）」の中で生きてゆくように求められていると言います。3つの縛りとは、①女の子らしく「可愛く」「他人に優しく」「礼儀正しく」すること。②同時に、（男の子のように）「他者に負けず」「やる気を持ち」「人を楽しませ」「運動能力も優れている」こと。③そして、さらに①や②の行動を「さりげなく」こなすこと、です。

有名なテレビコマーシャルに「腕白でもいい、たくましく育ってほしい」というのがありましたが、画面に登場するのは男の子であり、男児に向かって述べられた言葉です。このコマーシャルにあるように、男児であれば多少は乱暴で身だしなみが乱れていても許容する社会的雰囲気の中で、注意欠陥多動性障害の男の子の行動は大目に見てもらえる可能性があります。しかし女児の場合は、3つの縛りのように、その行動により厳しい社会的な目があるのです。

こうした社会的風潮の中で、注意欠陥多動性障害の女児は、男児にはない大きなストレスを感じながら生きてゆかなければならないのです。のちにそれが女性の注意欠陥多動性障害に特徴的な二次障害につながってゆきます。

妊娠、出産、子育てというライフイベントによる影響

男女共同参画の時代と言われて久しい現在でも、世界経済フォーラムが20

18年に発表した世界の男女格差報告で、日本は世界149カ国中110位という地位に甘んじています。妊娠、出産という女性特有のライフイベントだけでなく、子育てにおいても女性に依存するところが大きいのが現実です。前項で述べた女性に対する社会的期待の上に、さらに妊娠、出産という細かなケアが必要なイベントを乗り越えなければなりません。出産後はさらに、自分自身と子どものケアを同時並行的に行っていかなければなりません。同時並行で複数の作業をする場合には、実行機能の一つである作業記憶をフルに働かせなくてはなりません。しかし、注意欠陥多動性障害を有する人は、作業記憶の機能が不十分なのです。

3人の注意欠陥多動性障害の大人の女性の体験談を次に示します。この障害のある大人の女性の人生の困難さがわかると思います。

事例1　M・Nさん　50代

M・Nさんは息子さんが注意欠陥多動性障害の診断を受け、私の外来に息子さんと一緒に通ってきています。息子さんのことや、家事のやりくりでいつも悩んでいました。私が「注意欠陥多動性障害は遺伝性があるので、お母さんにも似たような特徴があることもあるんです」と告げたところ、「子どもの育てにくさで日々悩んでいました。我が子が自分の子どものころを見るような感じでした。息子を叱る時の声も言葉も、私が子どものころ母親から怒鳴られていた言葉そのものでした」と言われ、自分自身も注意欠陥多動性障害ではないかと思うようになったそうです。そこで詳しく日常生活上での困難をお聞きしたところ、注意欠陥多動性障害の診断基準に合致することが判明しました。

これまでの人生経験について語ってもらったことをまとめると次のようになります。

・幼稚園のころから変わり者と言われていた。
・職が長続きせず、これまでに一般事務、電話交換手、ビル管理人、ホテルの厨房、検針員、試験場案内係、清掃員などいろいろやってみたが、働く意志はあっても長続きしなかった。
・掃除や片づけが苦手で、気づいた時にやるようにしている。自分のものはなくならないようにズダ袋にまとめて入れ、家の中でも持ち歩いている。
・子どもから「お母さんは家の中ではなんでだらしないの」と言われる。

薬による治療を開始しましたが、家事が以前よりてきぱきできるようになり、これまでの自分の経験を冷静に見ることができるようになっています。最近私の外来を受診されたときに言われた言葉が印象的です。「この薬による治療がなかったら、私は人間ではありません」

事例２　M・Yさん　40代

M・Yさんは、私が大人の注意欠陥多動性障害として治療している夫の勧めで、私の外来に来られました。不注意や衝動性などの症状があり、注意欠陥多動性障害の診断基準を満たしていましたが、現在の悩みは長年のうつが治らないことでした。心療内科で双極性障害（躁うつ病）と診断され、多数の抗うつ薬を処方されているが、治らないと悩んでおられました。

子ども時代を振り返ると次のようなことで悩んでいたそうです。

・整理整頓ができない。
・宿題や母親の手伝いを先延ばししてしまう。
・歩く時に周囲に気を取られて、人や物によくぶつかる。
・ものを丁寧に扱えず、食器を割ったりドアをばたんと閉めてしまう。
・とにかく物をよくなくす。

こうした行動特徴があったために、母親から厳しく叱られることが多かったそうです。

学校生活では、

・板書を書き写しながら先生の話が聞けない。

・授業に集中できず、ノートや机に落書きをしていた。
・授業中に挙手して発言するのが苦手。
・教科書などを学校に持ってくるのをよく忘れた。
・自己肯定感が低く、よくいじめられ、腹痛や下痢などの自律神経失調症になった。
・運動は得意で、男子とともに雲梯《うんてい》の上を速く歩いたり、階段の何段上から飛び下りられるか男子と競ったりした。

大人になってから職場では、
・17年間教員をしていたが、仕事の優先順位がわからず、段取りが悪いため、いつも締め切りや授業準備に追われていた。
・事務的な書類作成が苦手で、いつも事務職員の方に横に付いていてもらわなければできなかった。

などの困難があり、16年目にうつ状態になり退職しました。

家庭では、
・整理整頓ができず、家は散らかし放題。
・必要以上に買い物をしてしまい、物が収まらない。本や衣服で散財してしまう。
・聞きながらメモをとることができないため、電話対応ができない。
・規則正しい生活ができず、活動のスイッチがなかなか入らない。
・物をよくなくす。

このように、大人の注意欠陥多動性障害による困難症状がすべて揃っているような状態でした。うつや双極性障害は、注意欠陥多動性障害の二次障害である可能性もあったために、すぐに薬（コンサータ）による治療を開始しました。

1ヶ月後私の外来を再受診したM・Yさんから、うれしい報告がありました。

薬（コンサータ）を飲んでから、自分の注意欠陥多動性障害としての特性がわかるようになり、自己肯定感が向上しただけでなく、自分の特性に合わせた計画をたてて日常生活を送れるようになった、というのです。さらに、うつの症状が軽快し、３種類服用していたうつの薬を減らすことができたというのです。

その後Ｍ・Ｙさんは、旦那さんと一緒に私の外来で治療を続けていますが、本書を執筆している現在、うつの薬はすべてやめることができています。つまり、Ｍ・Ｙさんのうつは、注意欠陥多動性障害の二次障害であったと考えられるのです。

事例３　Ｒ・Ａさん　40代

Ｒ・Ａさんはアメリカの女性です。お子さん２人が注意欠陥多動性障害の診断をアメリカで受けており、日本にご家族で転居されたために、まずお子さんの治療継続（コンサータ内服）を希望されて受診されました。いろいろお話をしているうちに、ご本人も注意欠陥多動性障害の診断を受けて治療していることがわかったため、私のもとで治療を受けることになりました。

本書執筆を計画していることをお話しし、体験談を聞かせてほしいとお願いしたところ、A4用紙2枚にぎっしりとタイプされたメモを渡してくれました。その抄訳を載せさせていただきます。


「診断に至った経過」

私は27歳の時に正式に注意欠陥多動性障害と診断されました。診断を受けたときに、私はそれまでの自分の人生を振り返ってみたのですが、子ども時代に私が注意欠陥多動性障害であると診断されなかったことにショックを受けました。自分の状態について詳しく省察してみると、注意欠陥多動性障害の症状があったことは、明らかでした。衝動のコントロール（impulse control）や気持ちを抑えられない（self-regulate）こと、そしてよほど関心がない限りどんなことでも集中できないといった困難など、明らかな症状があったにもかかわらず、私の親はいずれよくなるよとか、乗り越えられるよと言っていました。

もし私が男の子だったらきっと簡単に診断されたことでしょう。でも私は診断されませんでした。私が女性だったために、専門家は私がそうした困難を乗り越えることができると考えたのでしょう。

現在、私は注意欠陥多動性障害は、自然に乗り越えられる状態ではなく、生涯にわたって対応することが必要なこともある神経疾患であることを知っています。20代になって投資銀行に勤務しながら、子ども時代からずっと次のような自分の症状と闘っていることを私の主治医に告げたのです。それは、興味の持てない仕事を始めたり、締め切りに間に合わせたり、会議の時間を調整したりすることなどの困難でした。本当に関心が持てる仕事であると、私は他の誰よりもうまくできました。関心を引きつけるなにものかがあると、私は断然トップの成績を残すことができたのです。

主治医と心理士との何ヶ月ものコンサルテーション後、私は注意欠陥多動性障害と最終的に診断されました。そして薬による治療が始まると、私の人生はまったく違うものになったのです。それは薬があたかも私の脳のスイッチを入れたようでした。それは変身（transform）したような気持ちで、私以外の普通の人は毎日このように感じているのだということを初めて感じることができたのです。仕事をこうやってやり遂げることができ、適切な時にうまく集中できるんだということを理解したのです。同時に私は悲しくなりました。もし子どもの時に診断され治療を受けていれば、本当にたくさんの困難、特に学校生活での苦労もなかったのにと。

（中略）

「大人になってからの困難」

働き始めてすぐに、学校時代に私を苦しめていたことが職場でも起こりました。診断を受けて服薬を始めると、それがとても効果的であることがわかりました。仕事をきちんと始め、完了させることができるようになり、取りかかった仕事を遂行し、会議などにもきちんと参加できるようになりました。割り当てられた仕事を忘れたり、締め切りに間に合わないこともなくなり、私のいる部署で最良のスタッフと評価されるようになったのです。子ども時代と比べて、なんという変化でしょうか！　でも私に対する周りからの評価が以前とはまったく異なっていることを知りながらも、私の中には子ども時代の私の「できない」「才能のない」人間だという感覚が残っています。

（中略）

誰も私がそう感じていることには気づいていないでしょう。早期に気づいて治療を開始することとは、特に見過ごされることの多い女の子では、持てる可能性を発揮するために大切だと思います。

Ｒ・Ａさんの手記には、注意欠陥多動性障害による困難を乗り越えるために実践している様々な工夫についても述べられていますが、ここでは省略します。

ホルモン変動によって症状が大きく変化

ご紹介した３人の大人の女性の体験の背景には、注意欠陥多動性障害の二次障害が女性でも男性と同じく顕著であるという事実があります。前出のヒンショーらは、少女期に注意欠陥多動性障害と診断されて成人した女性の様々な実行機能や、二次障害を詳しく調べています。子ども時代に注意欠陥多動性障害と診断された若い成人女性は、子ども時代から引き続き衝動コントロールや集中力などの実行機能が低いこと、またリスクの高い判断をする傾向が強いことが明らかになっています。自殺企図やリストカットなどの自傷行為の頻度も、定型発達女性に比べて有意に高くなっています。

さらに最近（2018年）ベッサン・ロバーツらは、注意欠陥多動性障害の衝動コントロール不全による症状が、女性の生理サイクルに従って変動することを明らかにしました。血液中の女性ホルモン（エストロゲン）と黄体ホルモン（プロゲステロン）の変動に同期して、注意欠陥多動性障害を有する女性の衝動性が、排卵後と月経のあとに高くなることがわかったのです。こうした性ホルモンの変動は、月経前緊張症候群と呼ばれるイライラ感の亢進やうつ症状を主徴とする精神疾患として知られています。このように注意欠陥多動性障害の女性には、男性にはない症状の浮き沈みという困難もあるのです。

おわりに

発達障害の診療の中で、特に自閉症スペクトラム障害の誤診あるいは過剰診断と思われる例が多い状況に危機感を覚え、いてもたってもいられない気持ちで書き始めたのが本書です。

そんな意味で第3章が本書の中心になりますが、書き進めているうちに、誤診や過剰診断の原因が、単に診断をする専門家に内在する問題だけではなく、発達障害という概念の曖昧さや、診断基準そのものの不完全さ、あるいは社会に広く流布している事実に基づかない誤った理解など多くの要因に起因していることに気がつきました。

そのために、結局発達障害全般について、誤解を解くための記述が増え、本書のような構成になりました。

冒頭で少し触れたように、発達障害と切っても切れない特別支援教育、特にインクルーシブ教育と呼ばれる教育体制にも、大きな誤解があり、そのことも本書に含めたかったのですが、ページ数が尽き今回は割愛せざるを得ませんでした。

誤診や過剰診断については、私の偏った理解に基づく理解であってはならないと思い、友人の医師や心理専門家の意見も求めました。友人の医師からは、例えば「自閉症スペクトラムのスペクトラム（連続体）という言葉につられて、自閉症スペクトラム障害をより広く捉えてしまい、以前よりも診断名をつけてしまうことが多くなった気がする」とか「発達障害と健常の間はファジーだと思う」といった意見が聞かれました。また臨床心理士のある方からは「医師に自閉症スペクトラム障害と診断された子どもを巡回相談で診たが、保育士や自分には、納得できないことがよくある」と同感される意見も頂きました。

女性の注意欠陥多動性障害は、過剰診断ではなくむしろ過小診断されることが多い障害ですが、自閉症スペクトラム障害の誤診・過剰診断と同様に心をいためている問題です。大人の発達障害の中で大きな比重を占めている看過できない問題として、終章にて触れさせていただきました。なお本書の一部は、私が以前にインターネット上で公表したものです。(http://www.crn.or.jp/)

本書は、発達障害の過剰診断や誤診に関わる専門家を非難するためではなく、こうした日本の発達障害の現状を改善したいという気持ちで一気に書きました。その私の原稿を丁寧に読み、編集して下さったポプラ社の木村やえさんに感謝します。

本書が発達障害のより良き理解につながることを願っています。

二〇二〇年一月

榊原洋一

付録　発達障害の診断基準（DSM-5）　著者訳

ADHD　診断基準（DSM-5）

（1）以下の注意欠陥の症状のうち6つ以上が少なくとも6ヶ月以上続いており、そのために生活への適応に障害をきたしている。こうした症状は発達レベルとは相容れない。

注意欠陥（*原文ではすべての症状に〝しばしば〟という表現がついているが、省略）

- 細かいことに注意がゆかず、学校での学習や、仕事その他の活動においてミスをおかす
- 様々な課題や遊びにおいて、注意を持続することが困難である
- 直接話しかけられた時に、聞いていないように見える
- 学校の宿題、命じられた家事、あるいは仕事場での義務に関する指示を最後まで聞かず、そのためにやり遂げることができない（指示が理解できな

かったり、指示に反抗したりしたわけではない）
●課題や活動を筋道を立てて行うことが苦手である
●持続的な精神的努力を要するような仕事（課題）を避けたり、いやいや行う（学校での学習や宿題など）
●課題や活動に必要な物をなくす（おもちゃ、宿題、鉛筆、本など）
●外からの刺激で気が散りやすい
●日常の活動の中で物忘れをしやすい

（2）以下の多動・衝動性の症状のうち6つ以上が少なくとも6ヶ月以上続いており、そのために生活への適応に障害をきたしている。こうした症状は発達レベルとは相容れない。

多動

●手足をそわそわと動かしたり、いすの上でもじもじする
●教室やその他の席に座っていることが求められる場で席を離れる

●そうしたことが不適切な場で、走り回ったりよじ登ったりする（青年や成人では落ち着かないという感覚を感じるだけ）

●静かに遊んだり余暇活動につくことが困難である

●じっとしていない、あるいはせかされているかのように動き回る

●喋りすぎる

衝動性

●質問が終わる前に出し抜けに答えてしまう

●順番を待つことが困難である

●他人をさえぎったり、割り込んだりする（例：会話やゲームに割り込む）

自閉症スペクトラム障害　診断基準（DSM-5）

A：様々な場面における社会的コミュニケーションと社会関係の障害で、以下に掲げる特徴が現在ある、あるいは過去にあったことがある。なお、以下の例は典型的なものであり、必ずしもなくてはならないものではない。

1. 社会的・情緒的相互作用の障害で、例えば異常な対人的接近や通常の会話のやり取りができない。関心や情緒、愛情を他人と共有できない。社会的相互の関係を開始、応答することができない

2. 社会関係において使用する非言語的コミュニケーション行動の障害で、例えば貧弱な言語的あるいは非言語的コミュニケーション、異常なアイコンタクトやボディランゲージ、あるいは身振り手振りの理解や使用の困難、さらには表情による感情表現や非言語コミュニケーションの完全な欠如がある

3. 対人関係の開始、維持と理解の障害のために、例えば様々な社会的場面にふさわしく行動を調整することの困難や、想像的な遊びの共有や友人を作ることの困難、友人への関心の欠如などがある

現時点における重症度を明確にすること：重症度は、社会的コミュニケーションの困難の度合、制限された反復する行動パターンによって判断する。

B：制限されたあるいは反復する行動様式や関心、活動が、以下例のうち2つ以上現在ある、あるいは過去にあったことがある。

1．型にはまった、あるいは反復的な動きや、物の扱い方、あるいは話し方（例：単純な常動運動、おもちゃを並べること、物をぺらぺらと振ること、反響言語、決まり言葉など）

2．同じであることへの固執、ルーチンへの頑《かたく》ななこだわり、儀式的な言語的あるいは非言語的行動（例：小さな変化による強い苦痛、行動を移行することの困難、固い思考パターン、儀式的な挨拶、毎日同じ道筋や同じ食べ物にこだわることなど）

3．非常に制限され、程度や対象が異常な関心（例：奇妙な対象物への強い愛着や執着、過剰なもの）

4．感覚刺激への過敏あるいは鈍感、環境への感覚面での異常な関心（例：痛みや温度への明らかな無関心、特別な音や手触りの嫌悪、物の匂いを過剰

にかいだり、触ったりすること、光や動き回ることに視覚的に幻惑される
など）

現時点における重症度を明確にすること：重症度は、社会的コミュニケーションの困難の度合、制限された反復する行動パターンによって判断する。

C：症状は初期の発達過程で見られなければならない（ただし、社会からの期待が本人の社会能力を超えるまで、十分に症状が発現しないこともある。またのちに獲得された対応方略によって隠蔽《いんぺい》されることがある）。

D：これらの症状によって社会生活、職場、あるいは現在の生活における重要な領域において臨床的に有意な機能障害を起こしている。

E：これらの障害は知的障害や全体的な発達の遅れでは説明できない。知的障

害と自閉症スペクトラム障害は往々にして併存し、自閉症スペクトラム障害と知的障害の併存症と診断されるが、社会的コミュニケーションの能力は、発達レベルから期待されるより低くなければならない。

参考文献

- Baron-Cohen, S. Autism and Asperger Syndrome, Oxford University Press, 2008.
- Biederman, J., et al. Functional impairments in adults with self-reports of diagnosed ADHD:A controlled study of 1001 adults in the community. J Clin Psychiatry. 67:524~540, 2006.
- Biederman, J., et al. Do stimulants protect against psychiatric disorders in youth with ADHD? A 10-year follow-up study. Pediatrics, 124:71-78, 2009.
- Chlebowski, C., et al. Large-scale use of the modified checklist for autism in low-risk toddlers. Pediatrics, 131:1121-1127, 2013.
- Cheslack-Postava, K., et al. Closely spaced pregnancies are associated with increased odds of autism in California sibling births. Pediatrics, 127: 246-253, 2011.
- Faraone, SV., et al. Attention-deficit/hyperactivity disorder in adults:a survey of current practice in psychiatry and primary care. Arch Intern Med. 164:1221-1226, 2004.
- Gustavson, K., et al. Maternal fever during pregnancy and offspring attention deficit hyperactivity disorder. Sci Rep, 9: 9519, 2019.
- Harpin, VA. The effect of ADHD on the life of an individual, their family, and community from preschool to adult life. Arch Dis Child, 90(suppl 1):i2~i7, 2005.
- Hinshaw, SP., et al. Prospective follow-up of girls with attention-deficit/hyperactivity disorder

into early adulthood:continuing impairment includes elevated risk for suicide attempts and self-injury. J Consult Clin Psychol, 80:1041-1051, 2012.
・Huang, L., et al. Maternal Smoking and Attention-Dificit/Hyperactivity Disorder in Offspring: A Meta-analysis. Pediatrics, 141:e20172465, 2018.
・Kawamura, Y., et al. Reevaluating the incidence of pervasive developmental disorders : impact of elevated rates of detection through implementation of an integrated system of screening in Toyota, Japan. Psychiatry Clin Neurosci, 62:152-159, 2008.
・Kessler, RC., et al. The prevalence and correlates of adult ADHD in the United States:results from the National Comorbidity Survey Replication. Am J Psychiatry. 163:716-723, 2006.
・Kogan, MD., et al. Prevalence of parent-reported diagnosis of autism spectrum disorder among children in the US, 2007. Pediatrics, 124:1395-1403, 2009.
・Moffitt, TE., et al. Is Adult ADHD a Childhood-Onset Neurodevelopmental Disorder? Evidence From a Four-Decade Longitudinal Cohort Study. Am J Psychiatry. 172:967-977, 2015.
・Polanczyk, GV., et al. ADHD prevalence estimates across three decades:an updated systematic review and meta-regression analysis. Int J Epidemiol, 43:434-442, 2014.
・Ritvo, ER., et al. Concordance for the syndrome of autism in 40 pairs of afflicted twins. Am J Pschiatry. 142:74-77, 1985.
・Roberts, B., et al. Reproductive steroids and ADHD symptoms across the menstrual cycle.

Psychoneuroendocrinology, 88:105-114, 2018.

・Stenberg, N., et al. Identifying children with autism spectrum disorder at 18 months in a general population sample. Paediatr Perinat Epidemiol. 28:255-262, 2014.

・Winnicott, DW. Thinking about Children. HT, eds. Addison-Wesley, Reading, Massachusetts, 1996.

・Zablotsky, B., et al. Prevalence and Trends of Developmental Disabilities among Children in the United States:2009-2017. Pediatrics. 144:e20190811, 2019.

榊原洋一《さかきはら・よういち》

1951年東京生まれ。東京大学医学部卒、お茶の水女子大学子ども発達教育研究センター教授を経て、現在同名誉教授。チャイルドリサーチネット所長。小児科学、発達神経学、国際医療協力、育児学。発達障害研究の第一人者。著書多数。現在でも、子どもの発達に関する診察、診断、診療を行っている。

カバーデザイン　フロッグキングスタジオ
カバーイラスト　越井隆

ポプラ新書
185
子どもの発達障害
誤診の危機

2020年2月10日 第1刷発行

著者
榊原洋一
発行者
千葉 均
編集
木村やえ
発行所
株式会社 ポプラ社
〒102-8519 東京都千代田区麹町 4-2-6
電話 03-5877-8109(営業) 03-5877-8112(編集)
一般書事業局ホームページ www.webasta.jp
ブックデザイン
鈴木成一デザイン室
印刷・製本
図書印刷株式会社

N.D.C.378/236P/18cm ISBN978-4-591-16614-7

P8201185

ポプラ新書　好評既刊

母という病

岡田尊司

昨今、母親との関係に苦しんでいる人が増えている。母親との関係は、単に母親一人との関係に終わらない。他のすべての対人関係や恋愛、子育て、うつや依存症などの精神的な問題の要因となる。「母という病」を知って、それに向き合い、克服することが、不幸の根を断ち切り、実り多い人生を手に入れる近道である。

子どもの心はどう育つのか

佐々木正美

子供は、0〜2歳は信頼、2〜4歳は自律、4〜7歳は積極性など、その年齢に適した発達課題がある。その課題を果たせないと、心が未熟で、ひきこもりやうつなどの原因になることもある。子供の心の成長を正しく理解すること、そして、大人になっても、未成熟である部分を自覚することが人間として豊かに生きることにつながる。

生きるとは共に未来を語ること　共に希望を語ること

昭和二十二年、ポプラ社は、戦後の荒廃した東京の焼け跡を目のあたりにし、次の世代の日本を創るべき子どもたちが、ポプラ（白楊）の樹のように、まっすぐにすくすくと成長することを願って、児童図書専門出版社として創業いたしました。

創業以来、すでに六十六年の歳月が経ち、何人たりとも予測できない不透明な世界が出現してしまいました。

この未曾有の混迷と閉塞感におおいつくされた日本の現状を鑑みるにつけ、私どもは出版人としていかなる国家像、いかなる日本人像、そしてグローバル化しボーダレス化した世界的状況の裡で、いかなる人類像を創造しなければならないかという、大命題に応えるべく、強靭な志をもち、共に未来を語り共に希望を語りあえる状況を創ることこそ、私どもに課せられた最大の使命だと考えます。

ポプラ社は創業の原点にもどり、人々がすこやかにすくすくと、生きる喜びを感じられる世界を実現させることに希いと祈りをこめて、ここにポプラ新書を創刊するものです。

未来への挑戦！

平成二十五年　九月吉日

株式会社ポプラ社